AF396098

Contribution à l'étude clinique

DE LA

SYPHILIS CONCEPTIONNELLE

AU POINT DE VUE OCULAIRE

(Travail fait à l'Hôpital de Brévannes)

PAR

Le Dr Georges-Ernest CRUCHAUDEAU

DE L'UNIVERSITÉ DE PARIS
INTERNE EN MÉDECINE À L'HOPITAL DE BRÉVANNES
PHARMACIEN DE PREMIÈRE CLASSE
ANCIEN INTERNE EN PHARMACIE DES HOPITAUX
MÉDAILLE DE BRONZE DES HOPITAUX

PARIS

A. MALOINE, ÉDITEUR

23-25, RUE DE L'ÉCOLE DE MÉDECINE, 23-25

—

1901

Contribution à l'étude clinique

DE LA

SYPHILIS CONCEPTIONNELLE

AU POINT DE VUE OCULAIRE

(Travail fait à l'Hôpital de Brévannes)

PAR

Le Dʳ Georges-Ernest CRUCHAUDEAU

DE L'UNIVERSITÉ DE PARIS
INTERNE EN MÉDECINE A L'HOPITAL DE BRÉVANNES
PHARMACIEN DE PREMIÈRE CLASSE
ANCIEN INTERNE EN PHARMACIE DES HOPITAUX
MÉDAILLE DE BRONZE DES HOPITAUX

PARIS

A. MALOINE, ÉDITEUR

23-25, RUE DE L'ÉCOLE DE MÉDECINE, 23-25

1901

satisfaction pour nous d'exprimer ici ces sentiments en toute sincérité et en toute indépendance.

Mais notre internat en pharmacie nous a fait approcher de tous les maîtres de Lariboisière et nous devons citer encore et surtout : MM. Duguet, Landrieux, Tapret, Delens, Rochard, Muselier, Porak et Meygrier.

Citons encore un ami de M. le docteur Gérin-Roze, M. le docteur Durozier, avec qui nous avons appris les maladies du cœur.

Nous devons aussi une mention spéciale à M. le docteur Patein, l'éminent pharmacien en chef de l'hôpital Lariboisière, qui a toujours été pour nous un guide précieux.

Nous aurions à répéter pour M. Guinard, chirurgien des hôpitaux, ce que nous avons dit de M. Béclère, c'est lui qui fut notre premier maître en chirurgie et nous en avons gardé un ineffaçable souvenir.

Ainsi de M. le docteur Reynier, chirurgien de Lariboisière, agrégé, dont la bienveillance et l'amitié pour nous, jointes à un enseignement d'une année dans son beau service de Lariboisière, sont de grands titres à notre gratitude.

Nous avons à remercier encore M. le docteur Périer, agrégé, chirurgien des hôpitaux, dont nous avons été l'externe avant d'être nommé à Brévannes, et M. Peyrot, agrégé, chirurgien de Lariboisière.

A la clinique Baudelocque, nous avons entendu les

savantes leçons de M. le professeur Pinard, toujours si limpides et si intéressantes.

Nous avons largement profité, à cette même clinique, de la bonté avec laquelle M. le docteur Baudron, accoucheur des hôpitaux, a toujours mis sa science et son expérience à notre service.

Une fois encore, nous remercions infiniment tous ces maîtres de leur enseignement, de leur bienveillance et quelques-uns de leur inestimable amitié.

Nous avions pris le goût de l'ophtalmologie à la clinique du docteur Landolt, au début de notre internat en pharmacie.

C'est près de lui que nous avons connu le docteur Antonelli, dont la haute compétence et la distinction en ophtalmologie nous ont été d'un si grand secours, sans compter l'amitié qui s'est établie entre nous et qui est encore ce qui me semble le plus précieux.

A Brévannes, où nous venons de passer quatre années, nous avons trouvé un service d'une richesse clinique infinie, dont nous avons profité dans la mesure de nos forces et de nos moyens. C'est là que nous avons achevé et complété nos études, pendant ces années pour nous belles et utiles entre toutes.

Nous rendons hommage à M. le docteur Geffroy, le médecin de Bévannes à notre arrivée, qui s'est toujours montré bienveillant pour nous.

M. le docteur Touche, le médecin actuel de l'hôpital, a été pour nous un maître et un ami qui nous a souvent

AVANT-PROPOS

Il y a, dans une thèse, autre chose qu'un recueil de faits inédits ou d'idées nouvelles sur un sujet scientifique choisi à loisir, étudié, travaillé et mûri plus ou moins.

La coordination de ces faits, l'exposition de ces idées, les réflexions qu'ils ont suggérées et les conséquences qu'on en a tirées constituent une œuvre portant l'empreinte de celui qui l'a entreprise, révélant sa tournure d'esprit, sa méthode, ses préférences et ses faiblesses.

Et comme la thèse est aussi le couronnement des études médicales, hautes, nobles et belles entre toutes, elle doit être faite en conséquence.

C'est pénétré de ces idées que nous avons écrit la nôtre très modeste, mais consciencieuse et de bonne foi.

L'attrait, les satisfactions morales contenus pour nous dans l'étude des sciences médicales, la très haute idée que nous nous faisons des grands devoirs du médecin expliquent l'étendue de notre reconnaissance pour ceux qui nous ont aidé à suivre notre voie et l'impression profonde faite sur nous par l'enseignement de nos maîtres : nos initiateurs et nos modèles.

Nous devons d'abord les remercier tous.

Les premiers noms que la reconnaissance nous fait un devoir de citer au frontispice de cette thèse, à la place d'honneur, sont ceux des docteurs Lorin et Cancalon et M. Cartier, pharmacien, ancien interne des hôpitaux.

Ce sont eux qui nous ont soutenu et encouragé aux heures difficiles.

Nous gardons le pieux souvenir des grandes bontés de M. le docteur Gérin-Roze dont nous avons été l'interne en pharmacie.

C'est dans son service, pendant les suppléances qu'ils y ont faites, que nous avons profité de l'enseignement de MM. Lermoyez, Juhel-Renoy, Bourcy, Girode et Béclère.

M. le docteur Béclère, surtout, qui a suppléé M. Gérin-Roze pendant près d'une année, a laissé dans notre mémoire le souvenir de son admirable enseignement, clair, savant et précis, et le grand exemple de sa bonté constante, de sa haute conscience professionnelle et de sa clinique impeccable.

On ne sait pas s'il faut admirer en lui plus sa science ou plus sa conscience et sa bonté ; nous avons pris le parti d'admirer les deux également. C'est une grande

Chose étrange, ce choc en retour peut manquer et la mère, mettant au monde un enfant syphilitique, peut demeurer saine.

C'est là la fameuse loi de Colles-Baumès, que l'on énonce ainsi :

Un enfant procréé syphilitique, n'infecte jamais sa mère saine en apparence. Elle est désormais immunisée, les inoculations ont sur elle un résultat négatif; elle pourra sans danger allaiter son enfant.

Cette immunité si paradoxale doit probablement s'expliquer par une syphilis réelle par conception mais latente (1); il s'agirait d'une infection atténuée; car si l'on voit bon nombre de mères qui bénéficient de la loi de Colles pendant toute leur vie, on en voit aussi qui présentent, à une époque ultérieure, des accidents tertiaires tardifs ou qui procréent de nouveau des enfants syphilitiques dans un second mariage avec un homme sain (hérédité par imprégnation).

M. Thibierge, dans le *Traité de médecine*, 1899, dit :

Quand une femme a mis au monde un enfant atteint de syphilis héréditaire, elle est désormais à l'abri de la contagion. C'est la loi de Baumès.

Cette immunité est précieuse car elle permet à la mère de nourrir sans danger son enfant syphilitique.

Pendant longtemps, on a admis pour l'expliquer, que

(1) Cette syphilis latente se retrouve, chez les enfants issus de parents syphilitiques et immunisés contre les accidents que peut, par exemple, présenter leur mère sur le mamelon. Cette immunisation a été énoncée dans la loi de Profeta. On pourrait consulter, à ce propos le *Bulletin de la Société de médecine*, p. 141, 1900. Discussion entre MM. Antonelli et Buret.

la mère est devenue syphilitique en portant un enfant syphilitique, mais que le seul caractère symptomatique traduisant sa syphilis est l'immunité contre une infection nouvelle; cette immunité à été très bien mise en lumière par les observations de Caspary, Neumann, Finger, qui ont, sans succès, tenté d'inoculer la syphilis à des femmes ayant mis au monde des enfants syphilitiques.

Les connaissances actuelles sur les toxines bactériennes permettent de penser que cette immunité résulte non pas d'une infection qui ne se traduit jamais par aucun signe, mais de la filtration, à travers le placenta, de produits solubles élaborés par l'agent pathogène de la syphilis et pourvus de propriétés antitoxiques.

Cette opinion formulée par Pellizzari (1) a été, en des termes un peu différents, admise par divers auteurs, notamment par Finger (2).

Dans les cas répondant à la loi de Baumès-Colles, l'immunité seule, c'est-à-dire un caractère négatif, traduit le retentissement sur la mère du produit syphilitique de la conception.

Ce retentissement peut se manifester par des caractères positifs, c'est-à-dire par des accidents syphilitiques se développant soit au cours même de la grossesse, dès le deuxième ou troisième mois, soit après elle, parfois même longtemps après l'accouchement, au bout de plusieurs

(1) C. PELLIZARI. — *Trattato italiano di patologia e terapia medica*, art. Sifilide, Milan 1895.
(2) FINGER. — Die vererbung der Syphilis. *Wiener Klinik*, 1898, p. 4 et 5.

donné les plus utiles conseils et qui a toujours très franchement favorisé nos recherches, nos travaux et notre initiative.

Nous le prions de croire à notre reconnaissance et à notre affection.

M. le professeur Fournier nous a fait l'honneur d'accepter la présidence de cette thèse ; nous lui en exprimons toute notre reconnaissance.

Enfin, que cette thèse soit considérée par nos Parents comme un hommage de la plus haute affection et de notre vénération pour leur tendresse, leur âge et leurs vertus.

Ce que l'on entend par syphilis conceptionnelle.

Nous devons d'abord rappeler ce que l'on entend par syphilis conceptionnelle.

Dans le *Manuel de Médecine*, 1897, nous trouvons, sous la signature de MM. Darier et Rist :

Dans un ménage où le mari est seul syphilitique, le mal se transmet au fœtus par hérédité, que va-t-il advenir de la mère ? Dans une grande majorité des cas, elle recevra de son enfant la syphilis *in utero* par infection directe.

Cette syphilis conceptionnelle, transmise probablement par voie sanguine, placentaire, sans accident initial, bien qu'on ait parlé de chancres utéro-placentaires débute en général entre le deuxième et cinquième mois de la grossesse par les accidents caractéristiques de l'explosion secondaire.

Elle est souvent aggravée, rendue maligne du fait de l'état de moindre résistance créé par la grossesse, mais elle rentre, à proprement parler, dans le cadre de la syphilis acquise.

raisons qu'il invoque nous paraissent suffisamment pro-
bantes pour entraîner la conviction ; nous admettrons
donc avec lui, d'une manière exceptionnelle, la syphilis
par conception.

Nous voyons que la syphilis conceptionnelle offre une physionomie spéciale.

Le chancre manque.

Les accidents secondaires peuvent faire défaut.

Les accidents tertiaires peuvent être la seule manifestation apparente et importante.

Or le diagnostic de ces accidents tertiaires n'est pas toujours évident et ne se fait pas toujours sans difficultés. C'est alors surtout que l'examen de la vision, l'étude du fond de l'œil, une enquête enfin, faite au point de vue oculaire sont capables d'asseoir un diagnostic douteux ou, tout au moins, de lui fournir des probabilités importantes et, par surcroît, de montrer si les manifestations oculaires peuvent être les mêmes, dans la syphilis conceptionnelle et dans la syphilis ordinaire.

On pouvait le prévoir *a priori*.

C'est à notre habitude systématique d'examiner toujours le fond de l'œil de tous les malades chez qui cela est possible que nous devons d'avoir observé fortuitement des stigmates ophtalmoscopiques dans deux cas de syphilis conceptionnelle.

années seulement et cela sans qu'on puisse trouver la porte d'entrée de la syphilis, sans qu'il y ait jamais eu de chancre.

La réalité de ces syphilis par conception, admise par Ricord, Diday, Depaul, Hutchinson, Fournier, Zeissl, n'est guère discutable.

Reste à en déterminer le mécanisme. S'agit-il de syphilis inoculées par le sperme ou en même temps que le sperme dans les organes génitaux profonds ? Ou bien s'agit-il de syphilis transmises à la mère par un produit de conception provenant d'un père syphilitique ? Et, dans cette deuxième hypothèse, le virus syphilitique passe-t-il directement de l'organisme fœtal dans l'organisme maternel, sans déterminer de lésions placentaires, ou bien se produit-il, au point par lequel il pénètre, une lésion placentaire jouant le rôle de chancre (chancre utéro-placentaire de Franckel).

Dans l'hypothèse où la syphilis par conception aurait pour origine un produit de conception syphilitique, les différences dans l'époque d'apparition des accidents de cette syphilis s'expliquent facilement par la pénétration placentaire, à dose variable, antérieurement ou postérieurement à l'infection, de produits bactériens solubles et immunisants.

Dans le *Précis d'obstétrique* de Ribemont-Dessaignes et Lepage, 1900, nous trouvons p. 662 :

Voici en quoi elle consiste (la syphilis conceptionnelle) : Une femme devient enceinte à la suite de rapports sexuels avec son mari qui a présenté, il y a 8, 10 ans, ou même plus, des accidents syphilitiques, mais n'en a pas eu depuis plusieurs années ; il a été autorisé à se marier par le médecin qui le soigne habituellement.

A aucun moment de la grossesse, cet homme n'a de lésions susceptibles de contaminer sa femme ; dans certains faits bien observés, il n'y a presque pas eu de rapports sexuels après la conception. Et cependant, la femme, à l'abri de tout soupçon au point de vue des rapports sexuels extra-conjugaux, présente, au cours ou à la fin de sa grossesse, généralement vers le quatrième ou cinquième mois, des lésions manifestes de syphilis secondaire, sans jamais avoir eu l'accident initial, le chancre.

C'est ce que Fournier appelle la syphilis décapitée. Les observations indiscutables en sont fort peu nombreuses ; elles n'ont guère de valeur réelle que lorsqu'elles ont été prises pour ainsi dire au jour le jour par un mari médecin s'observant et observant bien.

Quelques auteurs mettent en doute la réalité de ces faits, disant qu'il est bien difficile d'affirmer que le mari n'a pas eu la moindre lésion, en particulier de l'urèthre ; que la femme n'a pas eu de chancre du col, du vagin, de l'amygdale, etc.

Merger (1) a réuni dans sa thèse toutes les objections faites à l'existence de la syphilis conceptionnelle ; il conclut en disant que c'est une syphilis à chancre interne se greffant, le plus souvent au moment des règles ou dans les jours qui suivent, à la faveur d'un coït fécondant.

Toutefois les observations rapportées par Fournier, les

(1) Etude critique sur la syphilis conceptionnelle. *Thèse* de Paris, 1876.

Ces deux observations, qui se trouvent citées plus loin et que nous avons publiées dans la *Clinique ophtalmologique* (1), ont été le point de départ de ce travail.

A ces observations, nous avons pu en joindre d'autres, présentant des particularités intéressantes.

Nous étudierons ces neuf observations et nous les comparerons à 46 observations de syphilis que nous appellerons ordinaire ou acquise pour la distinguer de la syphilis conceptionnelle.

Sauf deux ou trois, toutes nos observations ont été prises dans les services de l'hôpital de Brévannes.

Nous insisterons surtout et presque uniquement sur les points que nous croyons peu connus, nous y ajouterons, en dernière analyse, les faits mieux connus mais sans insister et nous saurons alors si la syphilis conceptionnelle se conduit, au point de vue oculaire, comme la syphilis ordinaire.

Pour que cette conclusion soit plus facile à tirer, nous avons reproduit, à la fin de ce travail, les 46 observations dont nous parlons plus haut, et qui nous sont indispensables pour l'étude des particularités peu ou pas signalées jusqu'à présent, au moins à notre connaissance.

C'est grâce à la connaissance des stigmates ophtalmoscopiques, nous l'avons dit, que nous avons pu, dans nos deux premières observations, établir le diagnostic de syphilis conceptionnelle auquel rien ne nous aurait fait penser.

(1) G. E. CRUCHAUDEAU. — Stigmates ophtalmoscopiques de la syphilis conceptionnelle. *Clinique ophtalmologique du 10 nov.* 1900.

Des stigmates ophtalmoscopiques.

Avant donc de présenter nos observations, nous rappellerons sommairement ce que le docteur Antonelli a décrit sous le nom de *stigmates ophtalmoscopiques*, et nous ferons pour cela de larges emprunts à la belle thèse qu'il a publiée sur ce sujet en 1897 (1).

Depuis cette thèse Antonelli a rencontré les stigmates ophtalmoscopiques non pas seulement dans la syphilis héréditaire, mais encore dans la syphilis acquise et nous donnerons là dessus les conclusions de l'article qu'il a écrit dans la *France Médicale* (2).

Les stigmates ophtalmoscopiques de la syphilis sont des lésions du fond de l'œil assez légères pour passer inaperçues à l'examen ophtalmoscopique et n'entraînant pas de troubles fonctionnels considérables, du moins à l'examen subjectif ordinaire de la vision.

Ces stigmates doivent être recherchés :

1° Dans la papille dont on doit examiner le bord, la coloration et les vaisseaux.

(1) A. ANTONELLI. — Les stigmates ophtalmoscopiques de la syphilis congénitale. *Thèse de Paris,* 1897.

(2) A. ANTONELLI. — Les stigmates ophtalmoscopiques de la syphilis acquise. *France Médicale,* 1899.

2° Le long des vaisseaux au moment surtout où ils franchissent le bord de la papille et puis dans la zone péripapillaire.

3° Dans la zone péripapillaire on centrale surtout pour la coloration et la pigmentation.

4° Dans toute l'étendue du fond de l'œil en observant d'abord la zone péripapillaire et la région de la macula, ensuite la zone équatoriale ou moyenne et enfin la zone périphérique ou antérieure.

La papille peut présenter, en totalité ou en partie, une teinte un peu pâle, une teinte un peu grisâtre et une teinte grisâtre un peu sale.

Son bord, qui peut être plus ou moin flou est cerclé d'un cadre pigmentaire le plus souvent très mince et partiel, moins souvent complet, mince, d'une couleur toujours noire s'atténuant vers la teinte ardoisée de la région péripapillaire.

Assez souvent, sur le bord papillaire on voit des secteurs de cadre pigmentaire alternant avec des secteurs dépourvus de pigment mais flous et déchiquetés.

Les vaisseaux montrent un calibre réduit surtout les artères.

Sur la limite de la papille, il y a effacement des rebords vasculaires qui sont presque voilés ou longés d'une fine lisière blanchâtre.

Il paraît y avoir une interruption complète ou presque complète quand l'effacement gagne toute la largeur du vaisseau.

Les stigmates vasculaires s'affirment et ils cessent presque d'être rudimentaires quand les étranglements, les irrégularités de calibre, les traînées blanchâtres des bords sont bien manifestes dans la zone vasculaire péripapillaire.

La zone péripapillaire, outre les altérations dont il vient d'être parlé, peut présenter :

1° Une teinte ardoisée particulière d'une couleur gris rougeâtre ou marron, généralement plus foncée dans le voisinage immédiat de la papille puis s'atténuant graduellement pour disparaître au bout de deux ou trois diamètres papillaires.

2° Une suffusion rétinienne d'une teinte grisâtre, très légère, occupant parfois, dans la région péripapillaire, des segments compris entre les deux vaisseaux, plus ou moins près du bord de la papille.

3° Pigmentation grenue (rare dans la région péripapillaire).

Dans la zone équatoriale et dans la région périphérique on peut trouver la surpigmentation ou la dépigmentation.

L'atrophie, l'hyperplasie ou la disposition anormale du pigment dans la chorio-rétine peuvent présenter une forme diffuse ou une forme en foyers.

La forme en foyers donne des stigmates qui cessent d'être rudimentaires.

La forme diffuse, donne, comme manifestations rudimentaires :

La dépigmentation : soit de l'épithélium rétinien (visibilité des vaisseaux choroïdiens), soit de cet épithélium et des cellules du stroma choroïdien, albinisme du fond de l'œil chez des sujets d'ailleurs bruns, à tare congénitale certaine ;

La pigmentation grenue du fond de l'œil.

Une dépigmentation modérée n'aurait à elle seule aucune signification pathologique nette.

La pigmentation grenue est fréquente surtout dans la région équatoriale :

Plus rare dans la région périphérique,

Exceptionnelle dans la région péripapillaire.

Elle consiste en un pointillé des plus fins, qui change le rouge normal du fond de l'œil, en un rouge plus foncé, brunâtre mais différent de la teinte ardoisée.

La pigmentation grenue s'observe rarement seule parmi les altérations pigmentaires d'un fond d'œil hérédo syphilitique.

Le plus souvent, elle est combinée à des formes en foyers, ces derniers constituant les petits corpuscules osseux de la rétinite pigmentaire sur le fond grenu de la région équatoriale ou bien de véritables foyers choroïdiens, plus ou moins larges et nombreux, surtout manifestes en allant de la région équatoriale vers l'ora serrata.

Il est très rare de constater simplement une pigmentation grenue vers l'ora serrata, sans d'autres altérations diffuses de la région équatoriale.

Dans le travail publié dans la *France médicale*, Antonelli conclut : Il est très fréquent de rencontrer chez les syphilitiques en général, en dehors des lésions classiques du fond de l'œil ou en même temps qu'elles, des vestiges de névrite optique, de vascularite rétinienne, de chorio-rétinite ou de simple dystrophie pigmentaire de la chorio-rétine. Ces *stigmates rudimentaires* sont essentiellement les mêmes dans la syphilis acquise (période secundo-tertiaire) et dans la syphilis congénitale, leur association avec de véritables papillites ou lésions en foyer du fond de l'œil est la règle dans la syphilis acquise, tandis que dans la syphilis héréditaire et encore plus dans la syphilis atavique, la règle est de rencontrer uniquement des stigmates ophtalmoscopiques rudimentaires. Cela tient simplement, ajoute Antonelli, au fait que la syphilis congénitale représente presque toujours l'atténuation de la syphilis acquise.

A cette description nous voulons ajouter que, parfois, le fond de l'œil, dans la syphilis, est terne, sans éclat. Cet état est bien appréciable surtout quand il s'agit d'une détermination monoculaire.

Ailleurs, le fond de l'œil tout entier apparaît comme un peu flou.

Ailleurs, on rencontrera un fond d'œil généralement mat mais pas flou, et d'un gris noir épais intense.

Enfin, généralement, et c'est là une particularité que l'on observe aussi dans l'œil normal, les marbrures sont plus accentuées dans la partie inférieure du fond de l'œil que dans la partie supérieure. Nous avions noté ce détail sans savoir qu'Antonelli avait déjà fait les mêmes constatations.

Selon lui, et il se propose d'y revenir plus tard, ce phénomène pourrait s'expliquer par des considérations tirées de l'embryogénie.

Observations de syphilis conceptionnelle.
(Neuf, personnelles.)

Nous n'avons vu nulle part que l'on ait considéré la syphilis conceptionnelle au point de vue oculaire.

Du reste, la priorité nous importe peu, l'essentiel nous paraît de faire connaître les faits que nous avons recueillis et qui nous semblent intéressants.

Nos deux premières observations ont été publiées dans la *Clinique ophtalmologique* du 10 novembre 1901, en un article que nous reproduisons in-extenso :

OBSERVATIONS I et II

Les altérations du fond de l'œil causées par la syphilis acquise et par la syphilis héréditaire ont été étudiées par un grand nombre d'oculistes.

Parmi ces altérations il en est qui ont été nommées « rudimentaires » et sur lesquelles notre excellent ami le docteur Antonelli a spécialement attiré l'attention en des travaux confirmés depuis par d'autres oculistes : Coppez fils, Bardelli, Pergens, Fruguiele, Weiss, Rollet, Alfieri, Strzeminski, Trantas, Millée, etc.

Nous ne croyons pas que personne ait observé, jusqu'à présent, de stigmates ophtalmoscopiques, suivant l'expression du docteur Antonelli, dans cette forme spéciale de syphilis acquise : la syphilis conceptionnelle.

Les deux observations que nous allons faire connaître nous paraissent instructives sur ce point.

Une dame B.., âgée de 60 ans, vint nous consulter pour avoir des lunettes. Cette malade se plaignait, mais sans y attacher d'importance, de voir, par périodes, depuis 4 à 5 ans, des mouches traverser constamment son champ visuel.

Cette femme était myope :

$$\text{O. D. av.} - 8\ \text{D.}\ \text{V} = 1/3$$
$$\text{O. G. av.} - 8\ \text{D.}\ \text{V} = 1/4$$

Et rien, dans l'examen de ses yeux, ne nous avait paru autrement digne d'intérêt avant l'examen ophtalmoscopique qui nous fit voir, des deux côtés, un commencement de cataracte équatoriale.

De plus :

A droite : Papille ovale, axe oblique du côté nasal ; papille à bords irréguliers ; pigmentation grenue et îlots pigmentaires péripapillaires surtout vers la région supéro-externe ; traînées blanches le long des vaisseaux : légère coloration ardoisée de tout le fond de l'œil.

A gauche : Papille ovale à grand axe incliné du côté temporal ; pigmentation grenue surtout péri-papillaire. coloration ardoisée de tout le fond de l'œil.

Le champ visuel de cette malade était un peu rétréci, concentriquement, ce qui se voit parfois chez les vieillards.

Pas de dyschromatopsie ; réaction pupillaire à la lumière et à l'accommodation un peu faible.

Frappé de ce que nous observions à l'ophtalmoscope, nous avons minutieusement interrogé la malade qui nous fournit les renseignements suivants :

Mariée deux fois. D'un premier mariage, un enfant, né en 1871, à terme, actuellement vivant et bien portant.

Remariée en 1874. Grossesse aussitôt et accouchement, en 1875, d'un enfant mort et macéré. La malade raconte qu'elle avait un ventre énorme.

En résumé, d'après les renseignements qu'elle donne sur cette grossesse :

Hydramnios volumineuse. Enfant macéré. Les mouvements n'étaient plus perçus depuis 18 jours. L'enfant était à terme, il avait plusieurs circulaires autour du cou. Le liquide amniotique était fortement coloré. La malade déclare que, depuis cette époque, elle n'a jamais été forte.

Elle redevient enceinte bientôt après et elle accouche d'un enfant à terme, mais tout petit, peu vigoureux et qui meurt au bout de 12 jours, couvert de bulles de pemphigus. Elle ne s'était certainement pas infectée pendant son veuvage.

Depuis quelques années, céphalées intenses dont elle souffre particulièrement au niveau de la tempe droite et qui se montrent surtout la nuit.

Le traitement ioduré, 2 gr. KI par jour, amène, au bout d'un mois, la disparition des céphalées et rend la vision plus nette.

Le fond de l'œil est redevenu d'un rouge plus vif par suite de la disparition de la teinte ardoisée.

La deuxième observation est celle de Mme F..., 54 ans, qui vint aussi nous consulter pour des lunettes.

Ici encore, c'est l'examen ophtalmoscopique qui nous mit sur la voie.

Cette malade, mariée à 19 ans, devint grosse tout de suite après et elle eut, à 18 mois d'intervalle, un garçon et une fille, actuellement vivants et bien portants.

Après son second enfant, par suite de dissentiments, elle cesse, pendant deux mois, de voir son mari et elle a toujours supposé que, pendant ce temps, il avait dû contracter une « maladie de femmes », parce qu'elle l'avait vu se cacher pour suivre un traitement.

Les relations avec son mari, reprises de nouveau, produisirent huit grossesses, dont aucune ne fut menée à terme. Toutes se terminèrent par des avortements de 3, 4, 5 et 6 mois.

La malade a fréquemment des céphalées nocturnes intenses.
L'examen de la vision donne les résultats suivants :

$$\left.\begin{array}{l} \text{O. G. av. } + 1{,}50 \\ \text{O. D. av. } + 1 \end{array}\right\}\ \text{V} = 1$$

Pas de dyschromatopsie ; champ visuel normal ; réaction pupillaire à la lumière et à l'accommodation assez bonne, peut-être un peu paresseuse.

A l'ophtalmoscope :

O. D. : Congestion des vaisseaux veineux ; papille à bords irréguliers ; dépigmentation du fond de l'œil, accusée surtout dans la région péripapillaire. Sur ce fond dépigmenté, pigmentation ardoisée légère, surtout péripapillaire.

O. G. : mêmes phénomènes, mais moins accentués.

Le traitement ioduré, 2 gr. KI par jour, amène au bout d'un mois, l'atténuation des céphalées et la disparition de la teinte ardoisée.

Comme conclusions :

Il nous paraît que, dans ces deux cas, il y a une relation entre l'état du fond de l'œil et les renseignements fournis par les malades, renseignements qui établissent nettement la contamination spécifique par la conception.

Cette forme de syphilis acquise serait donc, elle aussi, capable d'imprimer sur le fond de l'œil, des stigmates semblables à ceux qui ont été déjà décrits pour l'hérédo-syphilis et pour la syphilis ordinaire.

La deuxième observation montre que la présence des stigmates est compatible avec une vision normale au point de vue fonctionnel.

Dans les deux cas qui font l'objet de ce travail et auxquels je dois ajouter un autre cas de syphilis ordinaire, la coloration ardoisée a disparu et le fond de l'œil a pris une teinte rouge beaucoup plus vive et plus claire sous l'influence du traitement ioduré.

Enfin, dans nos observations, c'est l'examen ophtalmoscopique qui nous a fait établir le diagnostic de la contamination spécifique et qui nous a fait porter notre interrogatoire sur ce point, auquel nous étions loin de penser, surtout chez les malades auxquelles nous avions affaire.

Ainsi se trouvent, une fois de plus, établis la valeur des stigmates ophtalmoscopiques de la syphilis et l'intérêt qu'il y aurait, pour tout médecin, à savoir manier l'ophtalmoscope et à examiner systématiquement le fond de l'œil, toutes les fois que cela serait possible.

Obs. III. — Mme A..., 49 ans.

Mariée en 1873.

Aussitôt, grossesse qui se termine par un avortement de trois mois ; deuxième grossesse, avortement de six semaines.

Deux ans après, troisième grossesse, avortement de six semaines.

En 1894. Grossesse qui se termine par un accouchement de deux jumeaux, à 8 mois.

L'un de ces jumeaux est mort de choléra infantile à l'âge de 7 mois, l'autre est actuellement vivant et bien portant.

Le mari avait été soldat pendant 7 ans, mais jouissait d'une très bonne santé.

La malade n'a jamais présenté le moindre accident syphilitique.

Il y a une dizaine d'années, troubles subits de la vision, les objets paraissaient danser devant les yeux.

Plusieurs oculistes, consultés, concluent à l'intégrité de la vision, rassurent la malade et prescrivent des lunettes.

O. D.
O. G. } av. + 2,50 V = 1. Vision un peu plus nette à gauche.

Réaction pupillaire à l'accommodation à la lumière. } bonne à G. A D., sous l'influence de la lumière, quelques oscillations après lesquelles la pupille reste plus dilatée qu'à G.

Ch. Visuel : Normal.

Vision des couleurs : C = 1.

A l'ophtalmoscope : A D. : fond d'œil normal, papille peut-être un peu plus pâle qu'à G.

A G. : fond d'œil gris noir, surtout dans la région péripapillaire. La papille est entourée d'un cercle de coloration ardoisée, fond d'œil plus sombre qu'à D., moins éclatant, contours papillaires assez nets.

Obs. IV. — Mlle D., 30 ans.

A l'âge de 24 ans, avortement de deux mois.

Un an après, avortement de 3 mois.

Depuis cette époque n'a jamais été forte.

Attaque d'hémiplégie droite en août 1898 survenue subitement, à l'occasion d'une colère.

A la suite de cette attaque aphasie absolue pendant un mois.

Prend, chez elle, pendant 2 mois. KI. 2 gr. puis

Va à l'hôpital Saint-Antoine où on prescrit KI 3 gr.

La malade s'est améliorée peu à peu ; actuellement elle marche assez bien.

Jamais aucun symptôme de syphilis, qui est niée énergiquement.

La vision a baissé, est moins nette depuis 6 mois, surtout à D.. Il y aurait des mouvements brusques, des saccades involontaires de l'O. D.

Céphalalgie frontale depuis quelques mois, accusée surtout le matin et le soir.

O. D. avec — 1,50. V = 1.

O. G. V = 1.

Réaction pupillaire à la lumière : bonne.

—   —   à l'accommodation : bonne.

Champ visuel : normal.

Couleurs. — O. G. : C = 1, sauf pour le vert, C = 1/3 (plus loin le vert est vu bleu).

—   O. D. : C. = 1.

A l'ophtalmoscope.

O. D. : Pigmentation ardoisée péripapillaire ; bords papillaires irréguliers sur la demi-circonférence externe; marbrures équatoriales et surtout périphériques.

O. G. : Quelques marbrures, pas de coloration ardoisée péripapillaire ; sur les contours papillaires, des 2 côtés, secteurs pigmentaires. En somme presque rien à G, stigmates très évidents à D.

Obs. V. — Mme A., 52 ans.

A l'âge de 23 ans, un enfant à terme, mort au bout de 8 jours. A l'âge de 26 ans seconde grossesse, à terme. Accouchement d'une enfant actuellement vivante et bien portante mais qui, à l'âge de deux ans, a fait des accidents cérébraux.

A l'âge de 28 ans, la malade a fait très rapidement une perforation de la voûte palatine et une nécrose du cartilage de la cloison.

Un médecin, consulté à ce moment, ordonne un litre d'une solution à boire. C'est toute la thérapeutique que la malade ait jamais faite. Jamais, avant ni après, elle n'a remarqué aucun accident.

3me enfant à 29 ans, actuellement vivant et bien portant.

4e enfant, actuellement vivant et bien portant.

5e enfant mort à 4 mois de gastro-entérite (bec de lièvre).

6e enfant, morte à 6 mois de gastro-entérite.

7e enfant, avortement de 3 mois.

8e enfant mort à 5 mois de gastro-entérite.

9e enfant âgé de 14 ans, bien portant.

Les 6 derniers enfants sont d'un second père.

Vers l'époque de sa seconde grossesse, la malade a eu une forte inflammation de l'œil droit : Iritis spécifique, qui a laissé une pupille ovale à grand axe vertical, par suite de synéchies postérieures.

La malade savait que, depuis sa 1re grossesse, son O. D. voyait moins bien.

O. D. }
O. G. } avec + 2. V = 1. Vision beaucoup plus nette à G.

Réaction pupillaire à la lumière : bonne.

—   —   à l'accommodation : bonne.

La pupille G. est plus large que la pupille D. La pupille D. est ovale à grand axe vertical.

Couleurs. A gauche : $C = 1$ pour le R. et le jaune, $= 1/2$ pour le bleu et le vert (plus loin confusion du vert et du bleu).

A droite : $C = 1$ pour R, J. et vert, $= 2/3$ pour le bleu, qui est vu vert plus loin.

Champ visuel.

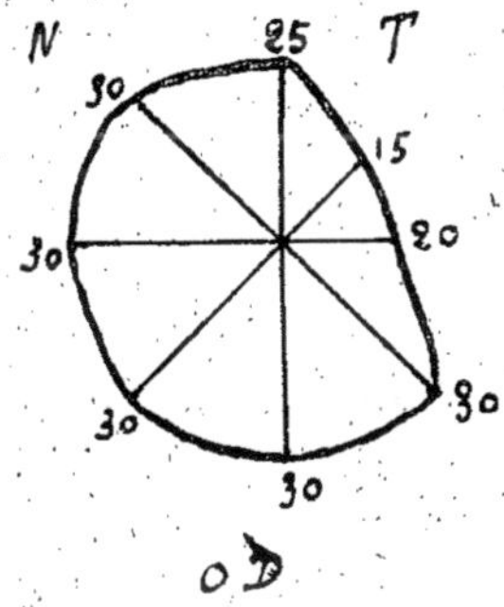

Fig. 1.

A l'ophtalmoscope :

A gauche : Teinte ardoisée péripapillaire. Cadre pigmentaire péripapillaire présentant, suivant la description du docteur Antonelli, des limites nettes du côté interne et, du côté externe, des limites mal accusées se perdant peu à peu dans la teinte ardoisée péripapillaire. Le fond de l'œil a une teinte vive.

A droite : Teinte ardoisée péripapillaire. Cadre pigmentaire comme du côté G. Bords papillaires déchiquetés par endroits. La papille est un peu grisâtre. Le fond de l'œil est généralement terne, flou un peu nuageux.

Obs. VI : Mme M.., 64 ans.

Mariée à 18 ans.

Grossesse aussitôt : Enfant venu à terme, mort à l'âge de 18 mois.

2e grossesse : Avortement de 6 mois.

3e grossesse : Enfant venu à 7 mois et ayant vécu quelques heures.

4e grossesse : Enfant venu à terme, a vécu jusqu'à l'âge de 20 ans.

5e grossesse : Avortement de 3 mois.

6e grossesse : Avortement de 4 mois.

La malade n'a jamais remarqué le moindre accident spécifique.

Elle souffre beaucoup de la tête, surtout le matin en se levant.

Elle a eu, autrefois, par périodes, des mouches volantes, de la photopsie.

O. D. : $V = 2/3 + 1,50$, améliore un peu.

O. G. : $V = 1/3 + 1,50$, amélioré un peu.

Réaction pupillaire $\begin{cases} \text{à la lumière : bonne.} \\ \text{à l'accommodation : bonne.} \end{cases}$

Champ visuel un peu rétréci concentriquement à G.

Couleurs. — O. D. : $C = I$.

— O. G. : $C = I$ sauf pour le $V = 1/2$, plus loin le vert est vu bleu.

A l'ophtalmoscope.

A D et à *G*, pigmentation ardoisée péripapillaire, pigmentation grenue dans la région équatoriale, papille grisâtre, mais plus grise à G.

(Stigmates légers).

Obs. VII. Mme M., 61 ans.

Mariée à 17 ans.

Devient enceinte aussitôt et reste alitée pendant les 5 derniers mois de sa grossesse ; la malade ne sait pas exactement pourquoi elle a été obligée de garder le lit pendant aussi longtemps, elle se souvient seulement que sa grossesse était très fatigante.

Enfant à terme, mort à 2 ou 3 mois, de convulsions.

2me grossesse 2 ans après, avortement de 6 semaines à 2 mois.

3me grossesse 3 ans après la seconde, avortement de 6 semaines à 2 mois.

Jamais aucun accident spécifique qui ait été noté.

Vers l'âge de 45 ans, vertiges, puis paralysie du moteur oculaire commun du côté gauche. Cette paralysie résiste au traitement et on pratique l'avancement du droit interne. Si bien que la malade a du strabisme interne.

Sciatique à une époque oubliée.

Douleurs dans les jambes. La marche est devenue impossible depuis un an. Abolition des réflexes rotuliens.

Sensibilité à la douleur diminuée aux jambes.

Vraisemblablement *Tabes*.

Ptosis modéré de la paup. G.

Paralysie du droit inférieur. Pupille plus grande de ce côté.

$$O. D. \text{ avec } + 0{,}50. \ V = 1.$$
$$O. G. \text{ avec } - 0{,}50. \ V = 1/3.$$

Signe d'Argyll Robertson.

Champ visuel.

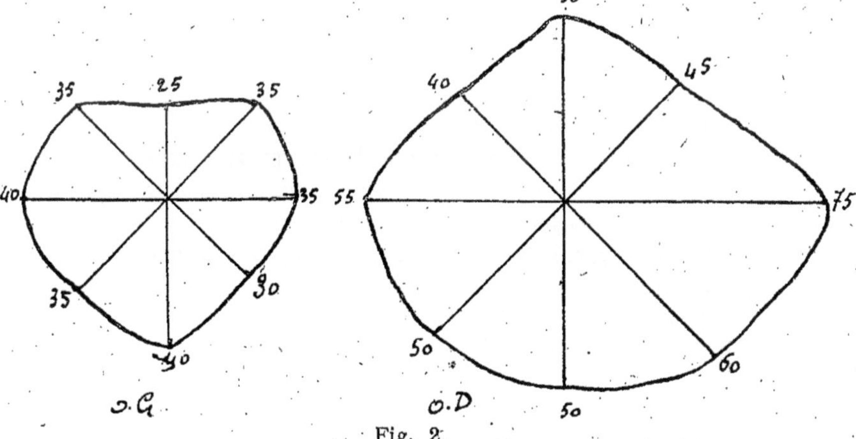

Fig. 2.

Couleurs. — O. D., C = 1.

— O .G., C = 1, sauf pour le vert ; C = 1/2, plus loin, le vert est vu bleu.

A l'ophtalmoscope.

A gauche : Papille à bords irréguliers. Petite tache d'atrophie en dehors de la papille. Cette tache est encore rose.

Fond d'œil gris plombé clair, surtout dans la région péripapillaire et dans la région équatoriale. Cette teinte gris plombé est sur fond dépigmenté. La papille est un peu moins rose que de l'autre côté et les vaisseaux un peu plus petits.

O. D. : mêmes constatations sauf que la papille a une teinte plus franche, plus rose et qu'elle est oblongue, à grand axe transversal.

Obs. VIII. — Mlle L...., 24 ans. *Tabes.*

Grossesse à l'âge de 19 ans. Enfant à terme, petit, malingre, mort à l'âge de 2 ans de convulsions.

30 mois après le 1er accouchement, 2e grossesse qui se termine par un avortement de 5 mois et demi.

La malade affirme qu'elle n'a jamais eu le moindre smptôme de syphilis (chancre, rougeurs, plaques muqueuses, etc.).

Il y a 6 mois, brouillards devant les yeux, puis, très rapidement, la malade s'aperçoit que la lecture et les travaux d'aiguilles lui deviennent impossibles.

Jamais de douleurs oculaires. Jamais de diplopie.

O. D. : Compte les doigts à 0,10.

O. G. : — 0,50.

Réaction pupillaire à la lumière : presque nulle.

— à l'accommodation : presque nulle.

A l'ophtalmoscope, fond d'œil sénile, marbrures choroïdiennes intenses, surtout à D. autour de la papille.

Contours papillaires irréguliers et déchiquetés surtout à G. du côté nasal.

Atrophie blanche bilatérale du n. optique.

Traitée au nitrite de soude sans résultats.

Obs. IX. — Mlle F., 42 ans.

1er enfant à l'âge de 20 ans, garçon, à terme et bien portant, mort à 20 ans d'accident.

2e enfant. Fille à terme, actuellement vivante et bien portante, âgée de 22 ans.

3e grossesse à l'âge de 23 ans. Avortement de 6 semaines. Roséole observée quelque temps après l'avortement. A ce moment soins donnés à Saint-Louis, disparition des accidents. Depuis cette époque aucun traitement.

Le mari avait contracté la syphilis avant la troisième grossesse.

Vers le 3 ou 4 décembre 1897, la malade est prise d'envie invincible de dormir. Le 12 décembre 1897, hémiplégie droite. (Jamais d'autres accidents connus de la malade que la roséole.)

Vient à la consultation des yeux pour avoir des lunettes.

Au premier examen, le 20 juin 1900.

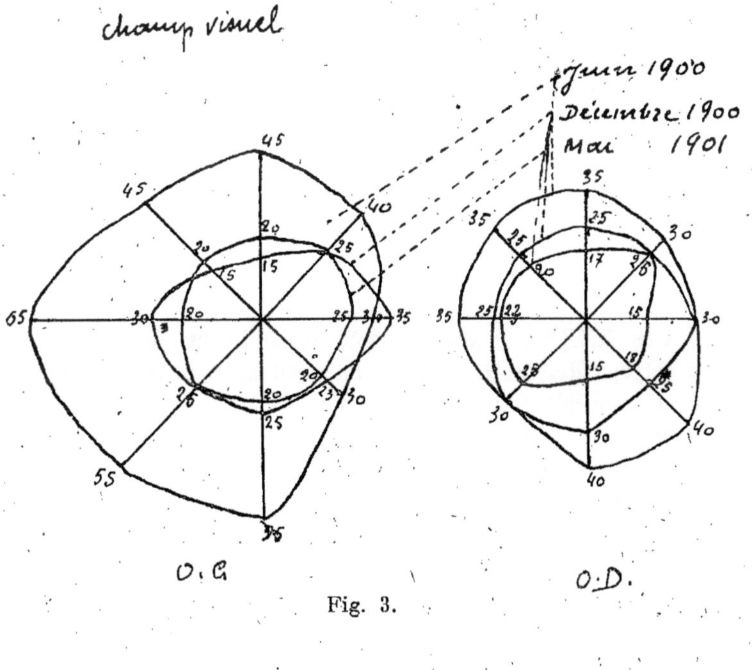

Fig. 3.

$\left.\begin{array}{l} \text{OD} \\ \text{OG} \end{array}\right\}$ avec $+ 0,50$ V $=$ I, (Vision moins nette à droite).

Au dernier examen, le 22 mai 1901.

O. D. V $= 1/2$.

O. G. V $= 1$.

Réaction pupillaire à la lumière : bonne.

      —   à l'accommodation : bonne.

Réaction à la lum. un peu meilleure à G.

Couleurs : C $= 1/4$ à D.

      —   C $= 1/2$ à G.

A l'ophtalmoscope :

A D. et à G. : Coloration ardoisée péripapillaire surtout à G., marbrures choroïdiennes dans la région équatoriale et dans la région périphérique.

Partie papillaire des vaisseaux beaucoup plus pâle jusqu'un peu au-delà du contour de la papille.

A G. : A un diamètre papillaire au-dessus de la papille plaque de choroïdite atrophique présentant à peu près les dimensions de la papille et bordée de pigment ; au centre de cette plaque d'atrophie un petit ilot pigmentaire.

En parcourant les observations nombreuses de la thèse d'Antonelli, nous voyons :

Obs. IV. — Stigmates ophtalmoscopiques chez une femme, forte campagnarde sans antécédents personnels.

Obs. XXXVI. — Malade de 55 ans qui consulte pour une amblyopie de l'O. G. dont elle se serait aperçue par hasard.

G. avec cyl. $+ 0,5$ à 45° nas. V $= 0,6$.

D.   — $+ 0,5$ hor.   V $= 0,9$. Correction exacte à la skiascopie.

A l'ophtalmoscope :

O. G. : Papille légèrement grisâtre, pigmentation grenue de la région équatoriale.

O. D. : Papille à coloration gris rosé, petit segment inféro-temporal de cadre pigmentaire. Suffusion rétinienne partielle, péripapillaire, pigmentation grenue de la région équatoriale allant jusqu'à une forme rudimentaire de rétinite pigmentaire.

La malade a eu 18 grossesses dont 14 se sont terminées par des avortements.

Chez cette malade, Antonelli pensait à la syphilis congénitale de préférence. A ce moment-là il n'avait pas fait de recherches sur la syphilis acquise. Les données anamnestiques, ajoute-t-il, sont douteuses pour un diagnostic différentiel entre la syphilis acquise et la syphilis congénitale.

Obs. XLV. — Mme J. L..., consulte pour avoir des verres de travail.

O. G. : H. 3 ; V = 1.

O. D. : H. 2. 5 ; V = 0, 8.

A l'ophtalmoscope en cherchant la cause de l'acuité défectueuse de l'O. D. on reconnaît des stigmates papillaires et péripapillaires aux deux yeux. Papilles tachetées, blanc grisâtre, leurs bords sont plus ou moins flous, les vaisseaux par ci par là sont interrompus, quelques artères filiformes. Forme centrale d'affection rudimentaire car la région équatoriale ne montre aucun stigmate et la région périphérique montre, seulement dans l'O. D., une légère pigmentation grenue.

Données anamnestiques douteuses. A eu six grossesses. Trois enfants assez bien portants, puis trois avortements dans les premiers mois sans cause plausible.

Obs. LXXXIII. — Mme Cl. A., 53 ans, consulte à cause de l'O. D. qui avait mauvaise vue dès l'enfance et qui présente une cataracte corticale presque complète.

O. D., compte les doigts à 0,40 (projection lumineuse bonne).

O. G. : avec — 2,5 V = 1

A l'ophtalmoscope. L'O. G. montre des lésions rudimentaires de choroïdite disséminée, avec altérations papillaires secondaires (papille pâle, altérations vasculaires rudimentaires, secteur de cadre pigmentaire).

Pas de syphilis acquise.

Spécificité congénitale très probable d'après l'anamnèse.

A eu 5 grossesses dont 4 terminées par des avortements.

Il est probable que, dans toutes ces observations, sauf peut être dans la dernière, il s'agit de syphilis conceptionnelles, ce qui indique la présence des stigmates,

Nous répétons qu'à l'époque où ces observations ont été prises Antonelli avait en vue la syphilis congénitale et ne pensait pas encore à la syphilis acquise, ni à la syphilis conceptionnelle.

**Les stigmates et leurs rapports, dans nos obser-
vations, avec l'acuité visuelle, le champ visuel
et la vision des couleurs. — Leur valeur diagnostique.**

Nous ne pourrions évidemment pas soutenir absolument que nos malades n'aient pas eu un chancre utérin
et que les affirmations de Merger ne leur soient pas
applicables.

De même, sur la question des accidents secondaires,
notre enquête a été des plus minutieuses : une seule de
nos malades a observé de la roséole.

Toutes les autres ont été nettement et catégoriquement
négatives sur tous les points.

Si les accidents secondaires peuvent passer inaperçus,
ils sont néanmoins généralement observés par les malades ; mais enfin la question de la syphilis conceptionnelle est admise et cette syphilis peut ne se manifester
que très tard, uniquement par des accidents tertiaires,
et la nature de ces accidents, ne s'impose pas toujours
nécessairement. Nous verrons plus loin quelle est alors,
pour le diagnostic, l'importance de l'examen de la vision.

Pour le moment examinons nos observations et voyons
d'abord les stigmates dans leurs rapports avec l'acuité

visuelle, avec le champ visuel et avec la vision des couleurs, puis nous parlerons de leur valeur diagnostique.

Dans l'obs. I, stigmates avec myopie.

Dans l'obs. II, stigmates, acuité visuelle $= 1$ à G, H $= 1,50$.

Obs. III. — $A\ D.$: fond d'œil normal, la papille est peut-être un peu plus pâle qu'à G.

$A\ G.$, au contraire, où la vision est cependant un peu meilleure, le fond d'œil est gris noir surtout dans la région péripapillaire. Immédiatement autour de la papille coloration ardoisée. Le fond de l'O. est plus sombre qu'à D., moins éclatant.

Indépendamment de la coloration gris noir qui n'est probablement qu'une pigmentation grenue à petits grains très serrés, on voit que le fond de l'œil est généralement terne, mat, au lieu de paraître diaphane comme de l'autre côté. Nous attachons de l'importance à ce caractère que nous avons observé un certain nombre de fois.

Dans l'obs. IV les stigmates sont nets à D.. il n'y a presque rien à G.

$A\ D.$, il faut $-1,50$ pour obtenir une acuité visuelle normale.

Obs. V. — Coloration ardoisée péripapillaire, cadre pigmentaire péripapillaire présentant des limites nettes du côté interne et, du côté externe, des limites mal accusées, se perdant peu à peu dans la teinte ardoisée péripapillaire.

A D., mêmes caractères, mais la papille est un peu grisâtre, ses bords sont flous, déchiquetés par endroits. Le fond de l'œil est flou, terne, nuageux. Rétrécissement énorme du champ visuel.

Acuité visuelle moins bonne de ce côté. Encore un pas et nous aurions la rétinite diffuse spécifique.

La malade de l'obs. VI a une acuité visuelle un peu moins bonne à G. qu'à D. elle est hypermétrope.

A D., nous ne voyons à l'ophtalmoscope qu'une papille un peu grise.

A G., papille un peu plus grise, teinte ardoisée péripapillaire. Peut-être légère pigmentation grenue vers la région équatoriale stigmates légers. Champ visuel un peu rétréci à G.

Obs. VII. — O. G. papille à bords irréguliers, à un diamètre papillaire en dehors, petite tache atrophique encore légèrement rose.

Fond d'œil gris plombé clair surtout dans la région péripapillaire et dans la région équatoriale. Cette teinte gris plombé clair est sur fond dépigmenté. Papille moins rose et vaisseaux un peu plus grêles que de l'autre côté. En haut et en dehors, sur le contour papillaire, petit secteur pigmentaire.

O. D., papille à bords irréguliers, entourée d'un cadre de pigmentation ardoisée qui va en s'atténuant, mais qui persiste dans la région équatoriale.

Vision moins bonne à G. Champ visuel rétréci des deux côtés, mais surtout à G.

Obs. VIII. — Syphilis conceptionnelle qui a été assez rapidement suivie de Tabès. Il y a 6 mois la malade voit des brouillards devant ses yeux. A l'ophtalmoscope, fond d'œil sénile, marbrures choroïdiennes dans tout le fond de l'œil, surtout à D.

Contours papillaires irréguliers et déchiquetés surtout à G. côté nasal ; atrophie blanche bilatérale.

A D., compte les doigts à 0,10.

A G.,   —   —   à 0,50.

Obs. IX. — Coloration ardoisée péripapillaire surtout à G.

Marbrures choroïdiennes dans la région équatoriale et dans la région périphérique. Contours papillaires nets.

Dans la partie supérieure et externe du contour papillaire, petit secteur pigmentaire ; en somme, stigmates peu marqués à G, plaque de choroïdite atrophique située au-dessus de la papille dont elle présente à peu près les dimensions, cette plaque est bordée de pigment et elle porte un point pigmentaire noir dans son centre ; champ visuel très rétréci. Acuité visuelle moins bonne à D., elle a diminué depuis le premier examen pratiqué au mois de juin 1900 et elle est actuellement de 1/4 à D, 1/2 à G.

L'examen de ces quelques observations nous montre que ces stigmates ophtalmoscopiques ne sont pas toujours en rapport avec l'acuité visuelle. Un œil porteur de stigmates peut avoir une bonne acuité visuelle.

Nous avons constaté les mêmes résultats dans nos observations de syphilis ordinaire.

Antonelli a trouvé la même chose dans quelques-unes de ses observations.

Il y a un stigmate important au point de vue de l'acuité visuelle, c'est la teinte grisâtre, l'état nuageux de la papille. Nous y reviendrons plus loin.

Rien, non plus, de spécial à dire du champ visuel, ni de la vision des couleurs par rapport aux stigmates.

Les altérations rudimentaires se montrent parfois d'un seul côté et presque toujours à un degré différent dans les deux yeux.

Antonelli s'en était aperçu déjà, dans ses observations de syphilis congénitale et de syphilis acquise.

Ce fait ne nous semble pas plus surprenant que les autres manifestations monoculaires ou prédominantes d'un côté ; nous ne voyons vraiment pas pourquoi les stigmates offriraient nécessairement des caractères de bilatéralité et de symétrie.

Si nous examinons maintenant les stigmates au point de vue de leur importance pour le diagnostic, nous dirons que leur valeur séméiologique est incontestable.

On peut trouver, sans doute, chez des individus indemnes de syphilis au moins en apparence, une particularité de pigmentation ou de coloration rappelant un stigmate, mais on ne trouve pas l'ensemble des stigmates ou la réunion de quelques stigmates.

Or, c'est cet ensemble, c'est cette réunion qui a de la valeur.

Nous sommes là-dessus absolument de l'avis d'Antonelli.

Le même oculiste s'est demandé si les stigmates et les

altérations fonctionnelles de la syphilis héréditaire pouvaient se rencontrer dans l'hérédité tuberculeuse, rhumatismale, goutteuse, alcoolique ou autre.

Analogiquement, on doit se préoccuper de savoir si les stigmates et les altérations fonctionnelles qui en dépendent peuvent se rencontrer dans la tuberculose, le rhumatisme, la goutte, l'alcoolisme.

Antonelli s'est aussi posé cette question et il a signalé une rétinite pigmentaire due à l'impaludisme ;

Des chorio-rétinites diffuses rudimentaires ou de la dystrophie pigmentaire de la chorio-rétine rappelant plus ou moins les stigmates ophtalmoscopiques rudimentaires :

Dans la fièvre typhoïde ;

Dans les intoxications chroniques ;

Dans l'artério-sclérose.

Pour avoir des documents définitifs sur cette question, il faudra de longues et patientes recherches, mais à notre avis, on peut dès maintenant accepter pour la syphilis en général, en y comprenant la syphilis conceptionnelle, ce qu'Antonelli affirmait pour la syphilis congénitale :

Si la syphilis n'est pas la seule capable de produire des stigmates ophtalmoscopiques, elle en est la cause la plus fréquente — ce qui donne à ces stigmates une importance incontestable pour le diagnostic de la vérole. — Les stigmates doivent-ils être considérés comme des accidents syphilitiques ou parasyphilitiques ?

Suivant M. Fournier, les accidents parasyphilitiques ne reconnaissent pas la syphilis comme cause unique, exclusive, nécessaire, les médicaments spécifiques n'ont pas d'efficacité sur eux.

Antonelli place les stigmates dans les lésions parasyphilitiques. Ce qui nous confirme, dit-il, la nature parasyphilitique de |nos stigmates ophtalmoscopiques « c'est de les avoir rencontrés comme tare de la deuxième génération dans plusieurs observations ».

Chez quatre de nos malades, le fond de l'œil, terni par la coloration ardoisée, est redevenu d'un rouge plus vif consécutivement à la disparition ou à l'atténuation de cette teinte ardoisée sous l'influence du traitement. Chez d'autres malades, la thérapeutique n'a rien donné.

Ces faits, peu nombreux, demandent confirmation : ils tendraient à prouver que les stigmates peuvent se conduire comme des accidents syphilitiques.

Particularités relatives à l'acuité visuelle à la réfraction au champ visuel à la vision des couleurs.

Nous avons vu que les altérations rudimentaires du fond de l'œil peuvent bien exister à un degré différentdans les deux yeux. Hirschberg a dit que les lésions du fond de l'œil dues à la syphilis congénitale sont toujours bilatérales, tandis que celles dues à la syphilis acquise peuvent rester monoculaires, même dans les cas les plus graves.

Cette localisation ou cette prédominance se montrent à chaque instant dans l'étude des manifestations oculaires de la syphilis, et nos constatations dans la syphilis conceptionnelle montrent absolument les mêmes résultats.

Nous avons, chez nos malades, examiné :

L'acuité visuelle ;

La réaction pupillaire à la lumière ;

—   à l'accommodation ;

Le champ visuel ;

Le fond de l'œil.

Puis nous avons comparé nos résultats avec ceux déjà connus sur la syphilis et, pour certains points peu étudiés, avec ceux que nous avons relevés sur les quarante-six spécifiques ordinaires découverts dans les services de Brévannes.

Nous nous excusons encore et une fois pour toutes pour les travaux dont nous n'aurions pas connaissance, s'il en est qui insistent sur les mêmes points.

Nous redisons que nous sommes très indifférent à la priorité. Si d'autres ont déjà dit la même chose, nos très modestes études seront comme un supplément d'enquête, si l'on veut, sur des questions plus ou moins dans l'ombre jusqu'à présent.

L'examen de l'acuité visuelle nous a donné des résultats que nous allons remettre sous les yeux.

	Age des malades	Particularités
Obs. 1 : O. D. av. $+8$ D. V$= 1/3$ O. G. av. -8 D. V $= 1/4$	60	Stigmates.
Obs. II : O. D. av. $+1$ V$=1$ O. G. av. $+1,50$ V$=1$	54	Stigmates plus accusés à D.
Obs. III : O. D. av. $+2,50$ V$=1$ O. G. av. $+2,50$ V$=1$	49	Vision plus nette à G. Stigmates à G. seulement.
Obs. IV : O. D. av. $-1,50$ V$=1$ O. G. V. $=1$	30	Stigmates plus évidents à D.
Obs. V. : O. D. av. $+2$ V$=1$ O. G. av. $+2$ V$=1$	52	Vision beaucoup plus nette à G., papille grisâtre, stigmates très accusés. Rétrécissement du ch. visuel.
Obs. VI. : O. D. av. $+1,50$ V $= 2/3$ O. G. av. $+1,50$ V $1/3$	64	Stigmates très légers des deux côtés. papille plus grise à D. qu'à G.
Obs. VII : O. D. av. $+0,50$ V $=1$ O. G. av. $-0,50$ V $= 2/3$	61	Stigmates. Papille un peu moins rose à G.
Obs. IX : O. D. V $= 1/2$ O. G. V $= 1$	42	Stigmates, rétrécissement énorme du ch. visuel.

Dans l'observation VIII, atrophie bilatérale du nerf optique, n'offrant rien d'intéressant.

Dans les huit autres observations, on rencontre des différences soit dans l'acuité visuelle, soit dans la réfraction.

En définitive, la vision n'est pas la même aux deux yeux, on peut dire dans la totalité des cas.

Nous retrouverons des faits concordants dans nos observations de syphilis ordinaire. Parmi celles-ci nous avons à éliminer : les obs. XXI, XXVI, XXVII, XLIV et XLVI dans lesquelles il s'agit d'atrophie du nerf optique.

Les obs. II et XXXIV, pour myopie antérieure à l'infection syphilitique.

Les obs. IX, et XVI, pour séclusion pupillaire et opacités occupant le champ pupillaire d'un côté par suite d'iritis (obs. XVI, myopie).

L'obs. XXXI, pour néphélion suite d'affection du jeune âge.

L'obs. XXXVIII, pour staphylome de l'O. D. supprimant complètement la vision de ce côté.

L'obs. XL, pour paralysie du moteur oculaire commun de l'O. D.

En tout 12 éliminations.

Sur les 34 observations restantes, 26 présentent des différences dans la vision des deux yeux chez le même malade.

<table>
<tr><td></td><td>Age
des malades</td><td>Particularités</td></tr>
<tr><td>Obs. III : O. D., av. + 1.50, V = 1.
O. G., av. + 1.50, V = 1/3.</td><td>52</td><td>Papille plus grise à G., rétré-
cissem. du ch. visuel.</td></tr>
<tr><td>Obs. IV : O. D., av. + 1, V = 1.'
O. G., V = 1/6 aucun verre
n'améliore.</td><td>58</td><td>Papille plus grise à G., vais-
seaux un peu plus petits,
rétréciss. du champ visuel.</td></tr>
<tr><td>Obs. V : O. D., V = 1.
O. G., V = 1, à G. vision plus
trouble.</td><td>47</td><td>Stigmates.</td></tr>
<tr><td>Obs. VI : O. D. V = 1 avec + 0.50.
O. G. V = 1 sans verre.</td><td>43</td><td></td></tr>
<tr><td>Obs. XI : O. D. V = 1.
O. G. V = 1/2 av. + 1.50.</td><td>45</td><td>Papille grise à G. (atrophie
partielle de la papille, ré-
tréciss. du ch. visuel réti-
nite circinée).</td></tr>
<tr><td>Obs. XII : O. D. V = 2/3 + 0.50 amé-
liore un peu.
O. G. V = 1 av. + 1.50.</td><td>49</td><td>Papille.
Rétréciss. du champ visuel
surtout à D., fond d'œil gris
noir intense.</td></tr>
<tr><td>Obs. XIII : O. D. V = 2/3 + 1, amél.
un peu.
O. G. V = 1.</td><td>33</td><td></td></tr>
<tr><td>Obs. XIV : O. D. V = 1/2.
O. G. V = 2/3.</td><td>60</td><td>Stigmates. papille grisâtre.</td></tr>
<tr><td>Obs. XV : O. D. av. + 2 V = 1/4.
O. G. av. + 2 V = 2/3.</td><td>61</td><td>Papille grisâtre peut-être un
peu plus à D.</td></tr>
<tr><td>Obs. XVII : O. D. V = 1.
O. G. V = 1, V. meilleure
à G.</td><td>49</td><td>Papille un peu grise à D., ré-
tréciss. du ch. visuel.</td></tr>
<tr><td>Obs. XIX : O. D. V = 1.
O. G. V = 1. av. + 1</td><td>38</td><td>Stigmates.</td></tr>
<tr><td>Obs. XX : O. D. V = 1.
O. G. V = 1. V. un peu moins
bonne qu'à D.</td><td>51</td><td>Papille G. d'un rose moins
vif qu'à D.</td></tr>
</table>

	Age des malades	Particularités
Obs. XXIV : O. D. av. $+ 1$ V $= 1/2$. O. G. av. $+ 0.75$ V $= 1$.	58	Stigmates, rétréciss. du ch. visuel.
Obs. XXV : O. D. av. $- 2$ V $= 1/4$. O. G. av. $- 2$ V $= 1/8$.	70	Papille grisâtre, nuageuse. Rétréciss. du ch. visuel. A G. corps flottants du vitré.
Obs. XXVIII : O. D. av. -1 V $= 1/6$. O. G. av. -1 V $= 1/6$.	40	Stigmates, rétréciss. du ch. visuel.
Obs. XXIX : O. D. V $= 1$, sans verre. O. G. av. $+ 1$ V $= 1$.	30	Stigmates.
Obs. XXX : O. D. av. $+ 1$ V $= 1/6$. O. G. av. $+ 0.50$ V $= 1/2$.	55	Papille grisâtre, rétréciss. du ch. visuel, rétinite pigmentaire.
Obs. XXXII : O. D. V $= 1$, av. $+ 1$. O. G. V $= 2/3$, av. $+ 1$.	57	
Obs. XXXIII : O. D. V $= 1$. O. G. V $= 1$ av. $+ 1.50$.	48	Stigmates, quelques îlots de rétinite circinée.
Obs. XXXV : O. D. av. $+1.50$ V $= 1$. O. G. av. $+ 1.50$ V $= 1$.	69	Stigmates.
Obs. XXXVI : O. D. av. $+1.50$ V $= 1$. O. G. av. -7 D V $= 2/3$.	63	Stigmates à D., à G. staphylome post., etc.
Obs. XXXVII : O. D. V $= 2/3 + 0.50$ amél. un peu. O. G. V $= 1$ avec $+ 0.50$.	54	Stigmates.
Obs. XXXVIII : O. D. V $= 1$. O. G. avec $+ 1.50$ V $= 1$.	60	Stigmates moins accusés à G.
Obs. XLII : O. D. av. $- 8$ V $= 1/4$. O. G. V $= 1$.	43	A D. staphylome, etc.
Obs. XLIII : O. D. av. $+ 3.50$ V $= 1$. O. G. av. $+ 3.50$ V $= 2/3$.	56	Stigmates.
Obs. XLV : O. D. av. -1 V $= 1$. O. G. av. $+ 1$ V $= 1$.	51	Stigmates.

L'inégalité dans la vision et dans la réfraction des deux yeux est donc fréquente aussi dans nos syphilis acquises.

Là encore la syphilis conceptionnelle se comporte comme la syphilis acquise.

Quelle est la cause de cette inégalité dans la vision et dans la réfraction des deux yeux ? On peut se demander s'il s'agit d'un phénomène qui se retrouve chez des personnes normales, indemnes de syphilis.

Nos documents sur ce point, encore qu'incomplets, nous permettent cependant de croire que cette inégalité peut se voir mais avec beaucoup moins de fréquence chez les personnes normales au moins en apparence.

Nous avions vu les mêmes différences et des inégalités analogues, moins fréquentes peut-être, dans nos recherches sur la vision chez le vieillard. La question a son importance comme on va le voir.

Le seul stigmate qui ait une importance et qui soit presque toujours constatable quand l'acuité visuelle est diminuée également ou inégalement des deux côtés, c'est l'état grisâtre seul, ou l'état grisâtre et flou de la papille.

Chez les vieillards de l'hospice de Brévannes que nous avons eu l'occasion et aussi le temps d'examiner, car ces recherches sont longues et minutieuses, nous avons constaté, presque partout où l'acuité visuelle était mauvaise avec des milieux oculaires parfaitement transparents, une coloration grisâtre de la papille, indice d'une sclérose qui, selon nous, suffirait à expliquer l'affaiblissement de l'acuité visuelle.

Ces cas font vraisemblablement partie de ceux étiquetés jusqu'ici amblyopie sénile.

Nous avons acquis cette notion en comparant les 2 papilles, chez certains vieillards dont l'acuité visuelle était normale d'un côté et faible de l'autre.

Du côté où l'acuité visuelle était normale, la papille était plus ou moins rose, de l'autre côté, elle était plus grise.

Ces considérations sont à leur place dans notre travail.

Antonelli a bien vu que la syphilis héréditaire et la syphilis acquise donnaient au fond de l'œil un aspect sénile précoce.

C'est ce qu'il a appelé la sénilité précoce du fond de l'œil.

Mais cet état grisâtre de la papille chez nos syphilitiques est, elle aussi, une sénilité précoce de la papille produite par l'infection spécifique.

Dans les autres observations où l'on rencontre une diminution de l'acuité visuelle qui ne peut pas s'expliquer par l'aspect de la papille, Antonelli pense qu'il peut s'agir d'altérations rétrobulbaires du n. optique.

Cette action sénilisante de la syphilis, nous l'invoquerons encore pour expliquer l'hypermétropie dont nous avons constaté la fréquence.

On sait que le cristallin donne lieu à l'hypermétropie quand il perd de son pouvoir réfringent. Cette modification se présente dans « un âge avancé » (1).

(1) Fuchs. — *Manuel d'onhtalmologie*, 1897, p. 748.

« Dans la jeunesse, le cristallin est constitué de façon
« que les couches en deviennent de plus en plus denses,
« à mesure que l'on se rapproche de son centre. Tout
« rayon lumineux passant par le cristallin subit à cha-
« que couche une nouvelle réfraction, et la résultante
« représente ainsi une déviation bien plus considérable
« que si le cristallin étant homogène, présentait, dans sa
« totalité, le pouvoir réfringent élevé des couches cris-
« talliniennes les plus internes. Par l'âge, les couches se
« densifient graduellement du centre vers la périphérie
« et le cristallin devient de plus en plus homogène ; en
« même temps son pouvoir réfringent diminue. L'œil em-
« métrope devient ainsi légèrement hypermétrope (1). »

On sait aussi que là où cette densité du cristallin augmente beaucoup, il se développe de la myopie, parce
qu'alors il y a une augmentation du pouvoir réfringent.

Dans nos observations de syphilis conceptionnelle, la
malade de l'observation II n'a que 54 ans ; dans nos autres
observations, nos malades ont 43, 45, 44, 59, 30, 55, 48,
60 et 55 ans.

Leur âge ne peut pas être invoqué, il faut qu'une
cause soit intervenue pour provoquer la « sénilité » précoce du cristallin.

Cette cause c'est la syphilis et c'est là, vraisemblablement, l'explication de nos constatations. De même que la
syphilis a pu provoquer la sénilité précoce du fond de
l'œil, de même a-t-elle pu, par des troubles de nutrition,
provoquer la sénilité précoce du cristallin.

(1) Fuchs. — *Loco cit.*, p. 727.

Oh ! nous savons sans doute que toutes ces inégalités peuvent se voir chez des sujets jeunes, déclarant avoir une vue excellente et examinés systématiquement quand même. Nous avons simplement cherché une explication pour la fréquence, chez les syphilitiques, des faits que nous signalons.

Et puis, nous pouvons répondre à ceux qui opposeraient aux stigmates et à nos arguments, des constatations identiques faites sur des sujets indemnes de syphilis : Êtes-vous bien sûrs de n'avoir pas eu affaire à une syphilis acquise, ignorée ou à une syphilis congénitale ?

Nous nous permettrons d'insister sur ce point pourtant bien peu discuté maintenant et nous citerons le malade de l'obs. XV (syphilis ordinaire), malade extrêmement robuste, spécifique depuis l'âge de 20 ans.

Ce malade n'a jamais soigné sa syphilis, sa femme n'a eu que 2 grossesses : deux enfants à terme, actuellement vivants et bien portants.

Qu'un jour, chez les enfants, un oculiste rencontre des stigmates ophtalmoscopiques, des anomalies de l'acuité visuelle et de la réfraction, ils répondront, à l'enquête sur leurs antécédents, que leur mère n'a jamais fait de fausse-couche et que leur père était d'une constitution et d'une vigueur remarquables. L'oculiste, alors, notera : stigmates et particularités de la vision chez des sujets indemnes de toute tare spécifique.

Avec 10 cas semblables, il aura une statistique à opposer aux défenseurs de la spécificité fréquente des stigmates.

Il nous reste à nous occuper de la myopie que nous avons constatée chez nos malades.

Dans la thèse d'Antonelli, p. 101, nous trouvons les lignes suivantes.

« Les lésions hérédo-spécifiques d'un œil, par leur association fréquente avec l'astigmie et par l'imperfection et l'acuité visuelle, peuvent souvent l'entraîner vers la myopie.

L'enfant cherchera à compenser ce défaut de netteté des images rétiniennes en rapport avec l'astigmie ou le défaut de sensibilité de la rétine, en rapport avec les lésions du fond de l'œil, par l'agrandissement des dites images ; il sera forcé de rapprocher les objets de ses yeux plus qu'il ne le ferait dans les conditions normales.

Il n'arrive à ce résultat que par des efforts continus d'accommodation qui sont une cause puissante de myopie.

La myopie, une fois établie, risque de devenir progressive et grave, si les lésions des membranes, rétinite centrale ou choroïdite plus ou moins diffuse, rendent la coque oculaire plus apte à céder aux tractions des efforts de l'accommodation et de la convergence et a s'allonger surtout dans la région polaire postérieure.

De cette façon la syphilis congénitale du fond de l'œil représente une cause indirecte, mais tout de même réelle et assez fréquente de myopie.

Nous sommes convaincu que nombre de cas de myopie monoculaire reconnaissent cette origine.

Ce sont des yeux où, malgré le degré assez fort de myopie, nous ne voyons pas de staphylôme postérieur, ni les lésions ordinaires du fond de l'œil des myopes progressifs. L'atrophie de la chorio capillaire y apparaît sous une forme différente avancée, etc.. (P. 102 et 103.)

Les lignes qui précèdent s'appliquent à la syphilis héréditaire, c'est la seule mention dont nous ayons connaissance de l'influence de la syphilis sur la production de la myopie *monoculaire.*

Dans nos observations de syphilis conceptionnelle, nous relevons deux cas de myopie monoculaire faible.

Dans nos observations de syphilis ordinaire, 4 observations de syphilis monoculaire dont deux faibles (—1 D.), obs. XIX et obs. LXV : et deux fortes, (— 7 D.) obs. XXXVI ; (— 8 D.) obs. LXII.

La myopie monoculaire s'observe-t-elle en dehors de la syphilis ? Oui sans doute, mais rarement selon toute probabilité, nous ne l'avons rencontrée *qu'une fois* dans nos examens de sujets normaux ou se croyant tels et nous avons de fortes raisons de croire qu'il s'agissait d'un spécifique héréditaire.

Dans nos observations, nous constatons la myopie deux fois sur neuf dans nos syphilis conceptionnelles, et quatre fois sur 46 syphilis acquises.

Pour les cas de myopie faible, on peut évidemment nous objecter qu'elle était peut-être antérieure à la contamination spécifique et qu'elle avait passé inaperçue.

On peut déjà, par l'étude de nos cas de myopie forte, trouver une réponse à cette objection qui paraîtra moins importante et qui perd de sa valeur quand on connaît la rareté de la myopie monoculaire chez des sujets pris au hasard.

Dans l'observation XXXVI, le malade nous a déclaré que sa vue avait toujours été excellente jusqu'à il y a une dizaine d'années, jusqu'à l'âge de 53 ans par conséquent, mais il ne s'était jamais aperçu de sa myopie. Du reste, il venait à la consultation pour des picotements dans les yeux.

Comment une myopie aussi forte a-t-elle été ignorée ? D'abord, le malade a ses facultés un peu diminuées par suite de manifestations cérébrales et puis, peu à peu, il s'est habitué, inconsciemment, à se servir de son O. G. pour la vision de près et de son O. D pour la vision de loin.

Il n'y a donc vraisemblablement 10 ans que la myopie s'est établie peu à peu, pour progresser jusqu'à — 7 D.

Large plaque d'atrophie péripapillaire.

La malade de l'obs. LXII nous a dit très nettement, quand elle est venue nous voir pour des lunettes, que sa vue avait toujours été parfaite jusqu'à l'époque de son hémiplégie droite, à partir de laquelle la vision de l'O. D. a baissé rapidement.

Staphylôme postérieur.

Dans ces deux observations l'influence de la syphilis ne paraît pas niable.

Ce n'est pas tout.

Dans notre obs. II de syphilis acquise, le malade a une myopie énorme. Ce malade, il est vrai, a été myope dès son enfance mais il s'agissait d'une myopie modérée puisqu'il a été soldat pendant sept ans.

Il y a dix ans, la vision s'est affaiblie et elle diminue surtout depuis cinq à six mois.

Le malade a 60 ans et sa vision est devenue plus mauvaise depuis l'âge de 50 ans (corps flottants du vitré, etc.).

Or, il a contracté la syphilis à l'âge de 48 ans.

Dans notre observation XXXIV de syphilis acquise, le malade, myope de bonne heure, nous apprend que sa vue baisse depuis « pas mal d'années » ; syphilis à l'âge de 35 ans (corps flottants du vitré, etc.).

Il aurait fallu, dira-t-on, constater l'augmentation de la myopie pour être sûr que cette augmentation s'est faite réellement et qu'elle explique la diminution de l'acuité visuelle dont se plaignaient les malades, avec le même verre. Cela est vrai, mais chez nos malades c'est bien la myopie qui a augmenté puisque la lecture des caractères les plus fins est encore possible à l'heure actuelle et qu'il n'y a pas de rétrécissement du champ visuel. Quelle peut être la cause de cette augmentation de la myopie, sinon la syphilis dans ces deux cas.

Puisque l'influence de la syphilis apparaît d'une manière certaine dans nos cas de myopie forte, il n'y a pas de raison de lui refuser un rôle dans la production de la myopie faible. Les myopies faibles que nous avons relevées sont d'ailleurs vraisemblablement destinées à progresser peu à peu sous l'influence de la syphilis.

Ici encore, la syphilis conceptionnelle a entraîné les mêmes conséquences que la syphilis ordinaire.

La réaction pupillaire, chez nos conceptionnelles, ne nous a montré aucune particularité dans les deux premiers cas.

Dans l'obs. III, on voit que la pupille D., après quelques oscillations, reste plus dilatée qu'à G.

Dans l'obs. V, la pupille G. est plus grande que la D.

Nous n'avons rien de particulier à dire sur ces phénomènes pupillaires.

Dans l'observation III, cependant, nous voyons que la pupille G., après quelques oscillations, reste plus dilatée que la pupille droite.

Ces oscillations, nous les avons rencontrées chez beaucoup de personnes indemnes de syphilis, jeunes, adultes ou vieillards.

Elles ont déjà été signalées :

« Dans la période où se produit (dans le tabès) la perte de la réaction lumineuse, on observe une oscillation particulière des pupilles à la lumière (Gowers), ce qui *du reste n'est pas caractéristique du tabès*. La pupille se contracte fortement à la lumière puis se dilate et fait ensuite quelques oscillations passagères (1). »

Chez quelques sujets, la pupille se contracte énergiquement et fait quelques oscillations jusqu'à ce qu'elle ait pris une position immobile.

Chez d'autres, la contraction pupillaire est peu accentuée et la pupille oscille une fois ou deux avant de prendre une position définitive.

Ailleurs, une pupille brusquement exposée à la lumière, a comme une velléité de se contracter puis elle se relâche tout de suite.

Nous avons vu ce dernier caractère chez des vieillards jouissant d'ailleurs d'une bonne vision.

(1) BERGER. —Les maladies des yeux dans leurs rapports avec les maladies générales.

En ce qui concerne le champ visuel, nous voyons, obs. V, un rétrécissement énorme au côté D., qui nous est expliqué par l'état du fond de l'œil de ce côté.

Dans l'obs. VI, le rétrécissement du champ visuel est expliqué par l'état de la papille, par l'âge de la malade auquel s'ajoute l'influence de la syphilis.

Nous avons appelé l'attention sur la sclérose de la papille des vieillards ; on connaît chez eux le rétrécissement concentrique du champ visuel et nous savons, d'autre part, que la syphilis hâte l'apparition de la sénilité oculaire.

Dans l'obs. VII, le rétrécissement est surtout marqué à G. Mêmes raisons que plus haut.

Dans l'obs. IX, il y a un rétrécissement énorme du champ visuel qui n'est guère en rapport avec les constatations ophtalmoscopiques et l'explication n'est pas facile surtout pour le côté gauche.

Probablement s'agit-il d'une atrophie optique au début.

Dans quatre observations sur neuf, de syphilis conceptionnelle, le champ visuel est modifié.

Sur 48 observations de syphilis ordinaire, la même anomalie se trouve 5 fois, dont quatre tabès.

Parmi ces observations, il en est dans lesquelles l'état du fond de l'œil présente, à l'examen, des modifications capables d'expliquer le rétrécissement du champ visuel.

Il en est d'autres où l'exploration ne révèle rien d'apparent et où il s'agit certainement d'altérations du nerf optique encore invisibles pour l'observateur.

La proportion des anomalies du champ visuel se trouve être sensiblement la même dans nos syphilis conceptionnelles et dans nos syphilis ordinaires.

Pour la lecture des couleurs, nous nous sommes servi de l'échelle chromométrique de Wecker et Masselon.

Cette échelle se compose, comme on sait, de séries de carrés colorés placés sur fond noir.

Chaque rangée correspond à une acuité visuelle pour les couleurs, que l'on exprime successivement par $C = 1/10$, $C = 1/8$, etc., comme pour la lecture des lettres.

Dans nos observations de syphilis conceptionnelle, nous avons :

Obs. IV. — Malade âgée de 50 ans : $C = 1$ pour R., J., bleu, $= 1/3$ pour vert qui est vu bleu plus loin.

O. D. : $C = 1$.

Obs. V. — 52 ans : O. G. : $C = 1$ pour R. et J. $= 1/2$ pour bleu et vert (à partir de 1/2 le bleu et le vert sont confondus).

O. D. : $C = 1$ pour R., J. et V., 2/3 pour bleu (à partir de 2/3 le bleu est vu vert).

Obs. VI. — 64 ans : O. G. : $C = 1$, sauf pour V $= 1/2$ (à partir de 1/2 le vert est vu bleu).

O. D. : $C = 1$.

Obs. VII. — 61 ans : O. D. C. = 1. O. G. : C = 1, sauf pour vert = 1/2, plus loin le vert est vu bleu plus clair que le carré bleu.

Obs. IX — A. D. : C = 1/4, plus loin aucune couleur n'est reconnue.

O. G. C = 1/2 plus loin aucune couleur n'est reconnue.

La confusion du vert et du bleu s'est montrée fréquente.

A partir du moment où les 2 couleurs cessent d'être différenciées, si on passe du bleu au vert, le malade dira du vert qu'il lui paraît d'un bleu plus clair.

Dans nos observations de syphilis ordinaire, nous trouvons :

Obs. III. — O. D. : C = 1 pour rouge, vert et bleu ; le jaune est vu blanc.

O. G. : C = 1.

Obs. IV. — O. D. : C = 1 rouge, jaune et blanc ; = 1/3 pour le vert.

O. G. : C = 1/4 pour rouge et jaune ; = 1/8 pour bleu et vert.

Obs. XI. — O. D. : C = 1

O. G. : C = 1/2 rouge et bleu, 1/4 pour jaune, 1/6 pour vert.

Obs. XII. — O. D. : C = 1 pour rouge, les autres couleurs ne sont pas reconnues.

O. G. : C = 1 pour rouge, les autres couleurs ne sont pas reconnues.

Obs. XIV. — O. D. : rouge = 1/8, vert = 1/10 ; bleu et jaune ne sont pas perçus.

O. G. : rouge et bleu 1/6, vert = 1/10, le jaune est vu blanc.

Obs. XV. — O. D. : C = 1/2 pour rouge, 1/4 pour jaune ; vert et bleu sont confondus.

O. G. : C = 1 pour rouge et jaune ; 2/3 pour vert et bleu.

Obs. XX. — O. D. : C = 1 pour rouge, = 2/3 pour vert, jaune et bleu.

O. G. : C = 1 pour R, = 2/3 pour vert, jaune et bleu.

Obs. XXIV. — O. D. : C = 1 pour rouge et jaune ; vert et bleu sont confondus l'un avec l'autre.

O. G. : C = 1   id

Obs. XXV. — O. D. : Aucune couleur n'est reconnue à 5 mètres.

O. G. :   id

Obs. XXVIII. — O. D. : Aucune couleur n'est reconnue à 5 mètres.

O. G. :   id

Obs. XXX. — O. D. : Le malade confond toutes les couleurs à 5 m.

O. G. :   id

Obs. XXXII. — O. D. : C = 1

O. G. : C = 1

Obs. XXXIII. — O. D. : C = 1 pour rouge, bleu et vert ; jaune est vu blanc.

O. G. : C = 1 pour rouge, jaune et V, = 2/3 pour bleu.

Obs. XXXVI. — O. D. : Les couleurs ne sont vues que très confusément et aucune n'est reconnue.

O. G. :   id

Obs. XLI. — O. D. : C = 1 sauf pour vert qui est vu bleu foncé.

O. G. : C = 1 sauf pour le vert qui est vu bleu foncé.

Obs. XLII. — O. D. : C = 1/6.

O. G. : C = 1

Obs. XLIII. — O. D. : C = 1

O. G. : C = 1 sauf pour vert et bleu = 2/3.

Dans ces observations il en est à propos desquelles nous pourrions répéter ce que nous avons dit du vert et du bleu dans nos obs. de syphilis conceptionnelle.

L'analogie est complète sur ce point.

Dans l'obs IX de syphilis conceptionnelle nous avons noté que les couleurs ne sont vues qu'avec beaucoup d'attention, d'hésitation et de fatigue.

Un pas de plus et nous aurions ce que nous avons vu dans les obs. XII, XXV, XXVIII, XXX, et XXXVI de syphilis ordinaire, où l'on voit la confusion complète ou l'absence de perception des couleurs.

Autre particularité, dans les observations III, XIV, XXXIII, le jaune a paru blanc.

Ce que nous avons constaté dans nos observations de syphilis pour le vert et le bleu, nous l'avons noté de même dans nos recherches sur la vision chez le vieillard où la vision des couleurs est généralement bonne, sauf cette particularité. Or, comme quelques-uns de nos spécifiques sont jeunes et presque tous encore peu âgés, nous verrons dans ce détail, une nouvelle preuve de l'action sénilisante de la syphilis.

Quelques faits montrant aussi l'analogie de la syphilis conceptionnelle avec la syphilis ordinaire.

On voit, dans nos observations, d'autres faits qui montrent bien l'analogie de la syphilis conceptionnelle et de la syphilis ordinaire au point de vue oculaire.

Ainsi, dans l'obs. V, la pupille droite est ovale à grand axe vertical, par suite de synéchies postérieures reste d'iritis spécifique.

Suivant les oculistes et les syphiligraphes « l'iritis est « un symptôme rare de syphilis bénigne et est, au con- « traire, un symptôme fréquent des syphilis intenses ou « graves.

« Très fréquemment, l'iritis prend place au nombre « des symptômes qui constituent les syphilis graves, « tout au moins importantes par la multiplicité et la « modalité sévère de leurs manifestations. (Four- nier) (1). »

C'est bien, en effet, ce qui s'est passé chez notre ma- lade, où les accidents tertiaires ont été précoces et graves.

(1) FOURNIER. — *Traité de la syphilis.*

Obs. VII. — La malade a été frappée d'une paralysie du moteur oculaire commun à l'âge de 45 ans. Elle avait été infectée à l'âge de 17 ans.

La malade de l'obs. VIII est âgée de 24 ans, elle a une atrophie bilatérale du nerf optique et elle est tabétique. Infection à l'âge de 19 ans.

La maladie de l'obs. IX porte une plaque de choroïdite atrophique du côté gauche.

Tous ces accidents sont bien connus et largement décrits, comme manifestation de la syphilis sur l'appareil oculaire et nous ne trouvons rien à ajouter à ce qui a déjà été si bien vu, sinon, encore une fois, que, là aussi, nous constatons l'analogie de la syphilis conceptionnelle et de la syphilis ordinaire.

Importance du traitement.

En recueillant nos observations, nous avons voulu savoir de nos malades comment-ils avaient soigné leur syphilis. Nombreux sont ceux qui se sont crus guéris après la disparition de l'accident primitif.

Nous ne parlons pas de nos syphilis conceptionnelles qui à l'exception de deux (obs. VII et IX) n'ont subi aucun traitement, parce que l'affection était ignorée.

En somme, qu'il s'agisse de syphilis conceptionnelle ou de syphilis ordinaire, presque tous nos malades se sont mal soignés.

Nous venons de voir les conséquences de la syphilis sur eux au point de vue oculaire; aux autres points de vue, elles sont tout aussi intéressantes et la seule lecture du diagnostic de l'affection générale chez nos malades confirmerait, s'il en était besoin, la gravité fréquente de la syphilis non soignée ou mal soignée. Voilà ce qu'il faut répéter en toute occasion et c'est ce que nous faisons, si peu autorisée que soit notre voix.

M. le professeur Fournier, dans son enseignement et dans ses livres, ne se lasse jamais d'insister sur cette question de la thérapeutique de la vérole.

Dans quelques-uns de nos cas, au début de nos recherches, nous nous bornions à donner un peu d'iodure parce que nous n'espérions pas d'amélioration.

Depuis, mieux informé, nous n'hésitons pas à intervenir plus activement (piqûres de sublimé, ou de benzoate de Hg, ou Sp de Gibert).

Dans nos deux premiers cas de syphilis conceptionnelle, dans l'obs. I et dans l'obs. XVI de syphilis acquise, nous avons constaté un éclaircissement du fond de l'œil, dont la teinte était devenue plus vive sous l'influence de l'iodure de K.

Dans l'observation XVI de syphilis ordinaire, chez un myope, nous avons obtenu une amélioration de la vision (de près). Au bout de trois semaines de traitement (Sp de Gibert et KI), V. était de 1/3 au lieu de 1/6.

Dans notre observation XV de syphilis ordinaire, le malade a mauvais estomac et on a pu seulement lui faire prendre 1 gramme d'iodure par jour pendant 20 jours par mois depuis 8 mois.

Au premier examen, le 26 décembre 1900, l'acuité visuelle était :

O. D. : av. + 2 V = 1/4 ;

O. G. : av. + 2 V = 1/3.

Le 1er juin 1900 :

O. D. : av. + 2 V = 1/2 ;

O. G. : av. + 2 V = 1.

Dans l'obs. XXV de syphilis ordinaire, au premier examen nous trouvons, comme acuité visuelle :

O. D. : V = 1/10.

O. G. : V = 1/10.

L'exploration du champ visuel montre une région en forme annulaire où la vision est presque nulle ou au moins fortement diminuée.

Un traitement au sirop de Gibert est prescrit pendant un mois avec 2 gr. d'iodure de K en plus.

Au bout de ce temps pas d'amélioration sensible; interruption du traitement puis, un mois après, nouvel examen.

O. D. : V = 1/4.

O. G. : V = 1/8.

Le scotome annulaire a disparu.

Ce résultat intéressant montre que le traitement peut mettre plus de temps qu'on ne le pense pour agir, que l'action curatrice, une fois commencée, peut se continuer, s'achever après la suppression de toute médication.

L'intérêt du traitement est donc immense et c'est ici le lieu de reproduire les paroles suivantes de Terson (1); citées aussi dans la thèse d'Antonelli :

« Chez un grand nombre de syphilitiques on se trouve
« en présence de lésions chorio-rétiniennes et papillaires
« tellement anciennes et tellement avancées que tout
« traitement semble, *a priori*, inefficace. Il n'en est rien.

« Nous avons vu bien des cas où l'on pouvait hésiter à
« entreprendre un traitement dans ces conditions et où
« un traitement prolongé par les frictions et surtout par
« les injections intra-musculaires amenait des amélio-
« rations surprenantes de la vision alors que les lésions
« ophtalmoscopiques ne changeaient guère d'aspect.

(1) A. TERSON. — Edition française de l'*Atlas de Haab*.

« Il faut donc toujours espérer et ne pas hésiter à
« appliquer un traitement mercuriel prolongé pendant
« des semaines et des mois avec une patience que le
« succès peut récompenser. »

Dans notre observation VIII, de syphilis conceptionnelle, et dans nos obs. XVIII et XXVII de syphilis acquises, nous avons voulu essayer le nitrite de soude à 6 0/0
récemment préconisé par Demichéri (1), de Montévideo,
qui a employé ce médicament après Darchkevitch (2).

Nous n'avons obtenu aucun résultat, mais notre expérience modeste et qui ne porte que sur trois cas ne peut
pas infirmer la méthode. Nos résultats, mis en regard de
ceux de Demicheri, montrent que le nitrite de soude,
comme toutes les autres médications, peut avoir ses
succès et aussi ses échecs.

Les modifications que nous avons constatées dans la
coloration du fond de l'œil sous l'influence de doses
relativement faibles d'iodure nous amènent à parler,
pour terminer ce chapitre, d'un travail que nous avons
fait sur ce médicament.

Au cours de recherches sur la thérapeutique des
épanchements séreux par l'iodure de K et qui nous ont
donné les résultats les plus intéressants, nous nous
sommes demandé quelle était la part du rein dans l'élimination de l'iodure, et nous avons voulu contrôler ce
qui a été affirmé sur cette question.

(1) DEMICHERI. — Traitement de l'atrophie tabétique des nerfs
optiques (*Clinique ophtalmologique* du 25 octobre 1900).
(2) VRATCH, 1899 (cité par Demicheri).

Parmi les analyses que nous avons effectuées se trouvent celles que nous avons faites sur les urines d'une malade soumise au traitement ioduré pour des accidents de *syphilis cérébrale*.

Cette malade a pris jusqu'à 8 grammes d'iodure par 24 heures en commençant par 2 gr. puis 4, 6, 8 gr. Jusqu'à la dose de 6 gr., l'iodure était éliminé en presque totalité dans les 24 heures et les accidents ne diminuaient pas ; à 8 grammes les douleurs cessèrent presque brusquement et nous eûmes la surprise de voir que pour 8 grammes la quantité d'iodure éliminée était sensiblement la même en 24 heures que quand la malade prenait 6 grammes du médicament.

A partir de 6 grammes, l'iodure s'accumulait dans l'organisme de notre malade.

Ce phénomène, dont nous voudrions poursuivre l'étude, nous fait penser qu'il existe chez chaque sujet, pour l'iodure en particulier et aussi pour d'autres médicaments, une capacité physiologique d'élimination par le rein.

A partir du moment où cette capacité est atteinte, si on augmente la dose, le médicament s'accumule dans l'organisme et, dans le cas de l'iodure comme spécifique, manifeste alors des effets thérapeutiques plus intenses.

Cette capacité physiologique est évidemment variable pour chaque sujet, elle explique que, chez les uns, des doses relativement faibles aient pu être efficaces, tandis que chez d'autres elles n'ont rien donné. C'est que, chez ceux-là, la capacité physiologique d'élimination était plus faible que chez les autres.

Intérêt de l'examen des yeux au point de vue
de la syphilis.

En terminant cette thèse, nous voulons, après Antonelli et Trantas, insister sur l'intérêt que présente l'examen des yeux au point de vue de la syphilis.

L'éloquence des faits est toute puissante et nous exposerons simplement, à notre appui, ceux que nous avons constatés et qui méritent de s'ajouter à ceux que l'on connaît déjà.

Dans les observations I, II, III de syphilis conceptionnelle, les malades venaient nous consulter uniquement pour avoir des lunettes, nous avons constaté chez elles les stigmates ophtalmoscopiques, que nous connaissions grâce aux travaux de notre ami le docteur Antonelli et cette constatation a été le point de départ de cette thèse. Or, chez ces malades, rien ne nous indiquait la nécessité de l'examen ophtalmoscopique que nous avons pratiqué uniquement parce que nous voulions augmenter notre expérience de l'ophtalmoscope et parce que nous nous astreignons toujours, dans la limite de nos forces et de nos connaissances, à examiner complètement notre malade, chose possible à l'hôpital et d'une valeur inestimable.

La malade de l'obs. V nous a été envoyée à tout hasard par M. le docteur Touche, toujours si bienveillant et toujours prêt à favoriser nos recherches, auxquelles il voulait bien s'intéresser.

L'examen a été des plus instructifs. Cette femme ne se plaint pas de sa vue, qui est mauvaise pourtant et un autre médecin n'aurait probablement pas pensé à la faire examiner.

Nous avons découvert notre IX° obs. de syphilis conceptionnelle, en cherchant parmi nos malades, tous les cas de syphilis pour examiner leur vision. La lecture de cette observation montre son intérêt.

Dans les services où cette malade est passée, jamais on n'a examiné ses yeux.

La malade de l'obs. VIII est arrivée à Brévannes avec une atrophie bilatérale avancée du n. optique ; jamais personne ne lui a même demandé si elle avait une bonne vue.

Voilà pour nos cas de syphilis conceptionnelle, nos observations de syphilis ordinaire ne sont pas moins instructives.

Dans l'obs. I, nous constatons l'influence de la syphilis sur la myopie.

Dans l'obs. III, la présence de stigmates, le rétrécissement du champ visuel, nous permettent de dépister une syphilis niée ou ignorée.

Dans l'obs. IV, l'examen est pratiqué parce que le malade est syphilitique et nous trouvons : Rétrécissement du ch. v. à. G., etc.

Aucun examen antérieur.

La malade de l'obs. XI, tout particulièrement curieuse, est hémiplégique G., elle à 65 ans, elle venait à la consultation pour des lunettes et elle niait la syphilis.

A l'examen ; rétrécissement du champ visuel, diminution de l'acuité visuelle pour la lecture et pour les couleurs. Rétinite circinée superbe dans toute la région inféro-externe, *atrophie partielle du nerf optique.*

La papille est rose dans sa partie supérieure, où l'on voit que les artères et les veines sont normales ; dans tout le reste de la papille coloration blanc gris et *vaisseaux filiformes.*

N'est-ce donc pas là un fait important ?

Antonelli, à qui nous en avons parlé, nous a confirmé que ces atrophies partielles de la papille étaient peu ou pas connues ; on nous pardonnera, en raison de l'importance du fait, d'en donner une autre observation chez un malade qui nie la syphilis (1).

(1) M. D., 49 ans, hospitalisé pour insuffisance mitrale, est à Brévannes depuis le mois de novembre 1899.

En mai 1900 vient à la consultation et raconte que, en découpant du papier, il eut un trouble subit de la vision. Ce trouble se dissipa peu à peu, mais le malade, en fermant alternativement les yeux s'aperçut que l'œil droit ne voyait pas, sauf un peu en bas.

O. G. ; V = 1 avec + 0,50.

Réaction pupillaire à la lumière bonne à D., la pupille se contracte mais elle se relâche tout de suite.

A l'accommodation, bonne des deux côtés.

Ch. visuel, normal à G.

A. D., le malade ne voit plus qu'en bas et dans l'étendue d'une bande étroite un peu plus développée en dehors.

A l'ophtalmoscope ; A. G., papille gris rose, marbrures de tout le fond de l'œil, surtout en bas.

A. D., marbrures comme à G.

Atrophie papillaire partielle. Il y a une bande, un segment papil-

Le malade de l'obs. XXI a une atrophie bilatérale du nerf optique (incomplète à D.), personne ne l'avait fait examiner.

La malade de l'obs. XXV entre à l'hôpital de Brévannes pour arthrite du genou; de plus, elle a des céphalalgies suspectes mais elle nie énergiquement la syphilis.

L'examen de la vision affirme l'infection syphilitique et la malade, à qui on dit que les symptômes révélateurs sont imprimés dans son œil, se décide, après une demi-heure d'instances, à avouer qu'elle a contracté la syphilis à l'âge de 32 ans.

Mlle L..., 40 ans, obs. XXVIII, est frappée d'hémiplégie G., *en septembre 1900*.

Elle nie absolument la syphilis.

A son arrivée à Brévannes (*avril 1901*), elle vient nous voir parce que sa vue est moins bonne depuis *un an* c'est-à-depuis *avril 1900*.

L'examen de la vision révèle une chorio-rétinite d'origine spécifique.

Deux conclusions se dégagent de cette observation:

Si la malade était allée voir un oculiste quand sa vue est devenue mauvaise, elle aurait été soumise à un traitement qui aurait guéri sa vue et qui aurait évité la paralysie.

Si, dans les services où elle est allée, on avait fait examiner ses yeux, on aurait eu la preuve de la syphilis

---

laire situé en haut et en dedans, qui est rose, d'où partent des vaisseaux un peu grêles. — Dans tout le reste de la papille, atrophie grise, veines toutes petites, artères filiformes.

qui est niée et qui paraît vraiment ignorée car, suivant l'expression de M. Fournier, une syphilis peut être niée « de bonne foi ».

Dans l'obs. XXX, constatations curieuses faites sur un malade examiné à cause de sa syphilis.

Aucun examen antérieur, malgré de longs séjours dans les hôpitaux.

Obs. XXXIII, nous trouvons une rétinite circinée qui confirme un diagnostic douteux.

Obs. XXXIV, le malade se présente en disant : « Docteur, j'ai toujours été myope, mon binocle est fêlé, je voudrais simplement le même verre ou un verre un peu plus fort parce que ma vue baisse un peu. »

Syphilis diagnostiquée par la pupille G. et par l'ophtalmoscope ; influence de la syphilis sur la myopie !

Le malade de l'obs. XXXVI vient à la consultation parce qu'il a des picotements dans les yeux et parce qu'il a, dans la tempe droite, la sensation d'un poids qui lui semble en rapport avec l'état de ses yeux.

A l'inspection, pupille G. un peu plus grande que la pupille droite ; nous apprenons que le malade a eu la syphilis à l'âge de 27 ans et, entre autres altérations, nous relevons, en continuant l'examen :

O. D. + 1, 50.

O. G. — 7 D.

Myopie monoculaire d'origine syphilitique et ignorée du malade. Fond d'œil intéressant. Jamais personne n'avait songé à s'occuper de l'œil chez ce malade dans d'autres services où l'on connaissait pourtant ses antécédents spécifiques.

Obs. XXXVIII. — Consultation pour avoir des lunettes et pour douleurs dans l'O. D. où la vision est abolie par suite d'une perforation ancienne de la cornée ayant amené la formation d'un staphylome.

L'examen du fond de l'œil, très intéressant, révèle la syphilis absolument niée par le malade, qui paraît un syphilitique héréditaire et dont la femme a fait plusieurs avortements.

Malade jamais examiné au point de vue oculaire avant de venir à Brévannes.

L'obs. XLII est celle d'une hémiplégique de 40 ans qui vient aussi pour avoir des lunettes et qui nie absolument la syphilis.

L'examen du fond de l'œil révèle des lésions spécifiques. *De plus, myopie monoculaire*, etc.

Aucun examen antérieur.

Enfin dans l'obs. XLVI :

Malade hémiplégique examiné parce qu'il est spécifique avéré et parce que nous tenons à voir les yeux de tous les syphilitiques, ainsi que nous l'avons déjà dit.

Ce malade, impotent, refuse d'abord de se laisser conduire à la consultation sous prétexte qu'il y voit très bien et qu'il n'a jamais eu mal aux yeux.

Nous insistons assez pour le décider et, à l'examen ophtalmoscopique, nous lui trouvons, à D., une atrophie blanche qu'il ignorait complètement.

Nous avons fini avec cette énumération peut-être un peu longue, mais que nous avons tenu à faire pour apporter notre contingent à l'importance de l'examen des yeux dans le cas particulier de la syphilis.

Examen important à la fois :

Pour le malade,

Pour le médecin,

Pour l'oculiste.

Pour le malade, dont l'intérêt est que le médecin soit fixé sur une affection si sensible aux agents thérapeutiques, pour le malade qui devrait voir l'oculiste plus souvent, plus tôt et qui, dans un cas semblable à celui de l'observation XXVIII, aurait pu guérir sa vision et éviter probablement l'hémiplégie.

Pour le médecin qui trouve ainsi le moyen de confirmer un diagnostic douteux, et de constater un fait scientifique important; on est stupéfait en lisant les analyses succinctes des observations précédentes, de voir que l'examen de la vision soit si négligé, alors que son intérêt est éclatant.

Dans presque toutes ces observations, sans être spécialiste, on pouvait remarquer que l'œil était anormal :

une diminution énorme de l'acuité visuelle,

une anisométropie considérable,

un rétrécissement marqué du champ visuel,

tout le monde peut les trouver, il suffit d'avoir l'idée de les chercher.

Mais il faut en avoir l'idée, car enfin si un spécialiste doit avoir une bonne culture générale, le médecin doit aussi connaître les grandes lignes, les points saillants des études spéciales.

Pour l'oculiste enfin, ces constatations sont de la plus grande valeur puisqu'elles lui permettent d'être utiles d'abord, puis de mieux connaître les manifestations de la syphilis dans leur fréquence, leurs modalités diverses et de préciser des faits qui sont du domaine de sa belle spécialité.

46 observations de syphilis ordinaire.

Recueillies dans les services de l'hôpital de Brévannes, et
examinées au point de vue des lésions de l'œil.

Obs. I. — M. A..., 44 ans, paraplégie des membres infé-
rieurs.

Syphilis contractée à l'âge de 33 ans, soignée par M. Mau-
riac, pendant trois mois.

Paraplégie ayant débuté, brusquement, en 1895, par diffi-
culté d'uriner et sensation de poids dans les jambes.

Déclare n'avoir jamais eu le moindre trouble oculaire.

O. D. : V = 1.

O. G. : V = 1.

Réaction pupillaire à la lumière : bonne.

     —   à l'accommodation : bonne.

Ch. visuel, normal.

C = 1.

À l'ophtalmoscope.

Fond d'œil terne, grisâtre, flou surtout dans la région péripapillaire.

Les contours papillaires sont moins nets à D. Après 15 jours
de traitement ioduré (KI 2 grammes par 24 heures), le fond de
l'œil s'est un peu éclairci.

Obs. II. — M. A..., 60 ans.

Dès le jeune âge, myopie qui n'a pas empêché le malade d'accomplir 7 années de service militaire.

Syphilis contractée à l'âge de 48 ans. Soignée pendant 6 semaines au moment des accidents secondaires.

Pendant les cinq années qui ont suivi l'infection, le malade a pris de l'iodure pendant 15 jours chaque année.

Il a oublié la dose.

La vue a beaucoup baissé depuis 10 ans, et particulièrement depuis 5 à six mois.

Photopsies sous forme de piqueté jaune.

O. D. : Compte les doigts à 0,50 avec — 5 D qui améliore un peu la vision.

O. G. : Av. — 20 D. arrive à peine à 1/10.

A G. : De près lit les caractères les plus fins.

Réaction pupillaire à la lumière : bonne à G.

—   à l'accommodation : bonne à G.

La pupille droite est plus petite que la pupille gauche.

A D. — Réaction pupillaire à la lumière, à peu près nulle et inverse.

Ch. visuel, normal à G.

A D. — Scotome central, dans l'étendue duquel le malade voit cependant un peu.

Quelques scotomes périphériques, impossibles à délimiter exactement parce que le malade ne peut pas fixer longtemps sans fatigue.

Champ visuel un peu rétréci concentriquement de ce côté.

A l'ophtalmoscope.

A D. — Scléro-choroïdite postérieure énorme.

Vaisseaux grêles, piqueté ardoisé très léger, dépigmentation du fond de l'œil.

Corps flottants du vitré. Papille en voie d'atrophie, de coloration gris clair, se détachant à peine du fond d'atrophie chorio-rétinienne dont elle est entourée.

A G. — Papille couleur sépia clair, se détachant un peu mieux qu'à D.; vaisseaux moins grêles, atrophie chorio-rétinienne moins étendue. Dépigmentation du fond de l'œil sur laquelle coloration ardoisée. Corps flottants du vitré.

Obs. III. — M. B..., 52 ans.

Est entré à l'hôpital pour fractures du fémur.

Douleurs fréquentes et tenaces dans la région lombaire.

Mariage en 1878. Sa femme devient enceinte aussitôt et fait un avortement de 7 mois.

Céphalalgie violente en 1879, pendant deux mois ; nie la syphilis.

O. D. : Av. + 1,50 V = 1.

O. G. : Av. + 1,50 V = 2/3.

Réaction pupillaire à la lumière, faible à G.

— à l'accommodation, faible à G.

Inégalité pupillaire. La pupille droite est un peu plus large.

C. = 1 à G.

Vision des couleurs, C = 1 à G ; C = 1 à D pour R., V. et B., le jaune n'est pas reconnu, il est vu blanc.

Ch. visuel un peu rétréci à G., concentriquement.

A l'ophtalmoscope :

A G. — Papille grisâtre, contours papillaires déchiquetés sur le côté nasal de la papille.

Coloration ardoisée péripapillaire, pigmentation grenue équatoriale.

Fond d'œil plus terne qu'à D.

Obs. IV. — M. B..., 58 ans. Hémiplégie G.

Aucune maladie avant la syphilis contractée en 1878, trois mois après, gommes aux jambes par poussées successives pendant 18 mois, puis perforation du voile du palais.

Au début de l'infection, soins pendant 2 mois avec pilules de proto-iodure de Hg, puis avec Sp. de Gibert. Ensuite, pendant 3 mois et demi, deux grammes de KI pendant 15 jours par mois.

Hémiplégie G. survenue brusquement en juillet 1899. A pris alors jusqu'à 20 grammes d'iodure par jour sans résultat.

Se plaint actuellement de céphalalgies continuelles.

La vue a commencé à baisser depuis un an. Photopsies (Etincelles).

O. D. : Avec $+ 1 V = 1$.

O. G. : $V = 1/6$ à peine.

Réaction pupillaire à la lumière : bonne.

       —   à l'accommodation : bonne.

Champ visuel, rétréci à G.

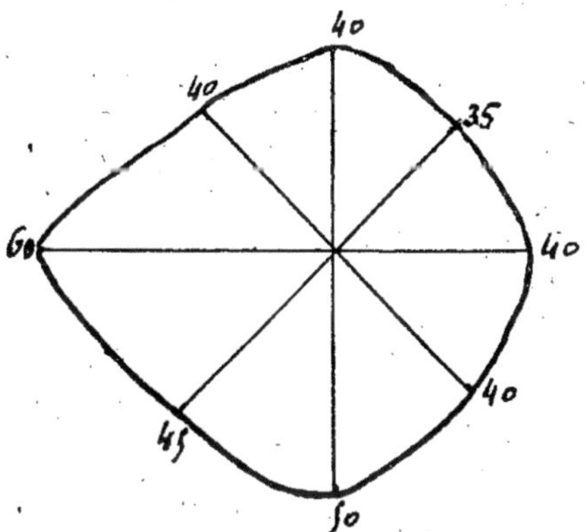

Couleurs : O. D. $C = 1$ pour R., B. et J. $= 1/3$ pour vert.

     —   O. G. $C = 1/4$ pour R. et J. $= 1/8$ pour B. et V.

A l'*ophtalmoscope* :

O. D. : petite bande d'atrophie choroïdienne dans la partie supéro-externe de la papille. Papille un peu grisâtre dans la partie périphérique, fond d'œil grisâtre par marbrures abondantes petites, diffuses, pigmentation grenue surtout dans la région équatoriale. Coloration ardoisée péripapillaire.

A. G. : mêmes caractères, mais la papille est plus grise et les vaisseaux semblent un peu plus petits.

A D. et à G., fond d'œil sans éclat, mat.

Obs. V. — M. B., 47 ans.

Syphilis contractée en 1887. Non soignée. A infecté sa femme aussitôt. Sa femme s'est bien soignée.

Un enfant en 1880 actuellement vivant et bien portant.

Deuxième enfant en 1890, à terme, actuellement vivant et bien portant.

Congestion pulmonaire en 1894.

Sciatique double en 1898. Actuellement encore le malade a des crises presque tous les jours.

Depuis septembre 1898, le malade voit des brouillards.

Dit avoir, de temps en temps, photopsies (coul. rouge et noire).

O. D. V = 1.

O. G. V = 1, la vision est trouble, aucun verre n'améliore.

Réaction pupillaire à la lumière : bonne.

— — à l'accommodation : bonne.

Vision des couleurs : Normale.

Champ visuel : normal.

A l'ophtalmoscope : à D. et à G. secteur pigmentaire sur la périphérie inférieure de la papille, pigmentation ardoisée péripapillaire de la région équatoriale surtout en haut et en dehors.

Obs. VI. — M. B., 43 ans. Tabes.

Syphilis contractée en 1879. Soignée pendant 3 mois à Saint-Louis. Depuis cette époque aucun traitement.

En 1894. Sensation d'engourdissement dans les jambes, depuis un an.

Actuellement sensation d'engourdissement et de faiblesse dans les bras et dans les mains, etc.

Tabes.

N'a jamais eu aucun trouble oculaire.

O. D. V = 1 avec + 0.50.

O. G. V = 1 sans verre.

Réaction pupillaire, à la lumière : bonne.
— — à l'accommodation : bonne.
Couleurs : C = 1.
Champ visuel : normal.
A l'ophtalmoscope. Fond d'œil normal sauf moitié temporale
de la papille qui est d'un blanc bleuâtre.

Obs. VII. — M. B..., 47 ans. Tabes.
Tabes dont le début remonte a 6 ans.
Syphilis contractée en 1875, soignée pendant deux mois.
Depuis, aucun traitement.
A eu 5 enfants, tous venus à terme.
Un est mort en naissant, un autre est mort des complica-
tions d'une scarlatine, un autre à 2 mois, un autre à 2 ans.
Un seul des cinq enfants est actuellement vivant et bien por-
tant.
En 1893, chute des paupières, sans déviation des yeux, le pto-
sis disparaît au bout de trois semaines par des frictions d'on-
guent napolitain.
O. D. : V = 1.
O. G. : V = 1.
Réaction pupillaire à la lumière : faible.
— à l'accommodation : bonne.
Ch. visuel, normal.
Vision des couleurs : C = 1
A l'ophtalmoscope : Fond d'œil pigmenté, généralement brun,
surtout dans la région équatoriale.
Papille un peu pâle des 2 côtés.

Obs. VIII. — M. B..., 45 ans. Tuberculose pulmonaire.
Convulsions dans l'enfance.
Fièvres intermittentes pendant le service militaire.
Syphilis en 1879, accidents (?) dans la bouche qui font dia-
gnostiquer la syphilis à Saint-Louis. Traitement pendant 3 ans au
moyen de l'iodure de K. En 1882, guérison des accidents.

Le malade affirme qu'en 1883, il eut un chancre, pour lequel, au Midi, on lui fit prendre des pilules de proto-iodure pendant 6 semaines, puis du sirop de Gibert pendant 6 mois, en faisant de courtes interruptions.

Environ un mois après ce chancre, subitement, la vue se serait très obscurcie pendant 24 heures puis éclaircie peu à peu au bout de 15 jours. Pendant ce temps, on aurait ajouté au traitement des frictions d'onguent napolitain.

Le malade a été envoyé à Brévannes pour des accidents de tuberculose pulmonaire.

O. D. : V = 1.

O. G. : V = 1.

Réaction pupillaire à la lumière : bonne.

—   à l'accommodation : bonne.

Couleurs : C = 1.

Champ visuel, normal.

A l'ophtalmoscope.

O. D. — Pigmentation ardoisée péripapillaire.

Fond d'œil présentant un aspect généralement terne. Pigmentation grenue péripapillaire.

Marbrures très marquées dans la région périphérique.

O. D. — Mêmes caractères, sauf que le fond de l'œil est moins terne, en haut et en dehors, sur le bord papillaire, petit secteur pigmentaire.

A D. et à G. — Petit cercle blanc péripapillaire.

Obs. IX. — Mme B.... 44 ans. Tabes ?

Nie absolument tout accident spécifique, mais sait que son mari était syphilitique.

En 1897, inflammation de l'O. D. avec violentes douleurs périorbitaires, soignée au nitrate d'arg. et à l'atropine, vésicatoire sur la tempe.

Quelque temps après, l'O. G. se prend, on fait alors un traitement par des piqûres dans les fesses.

La malade ne sait pas dire combien de temps elle est restée souffrante.

Nous constatons à G. séclusion pupillaire, pupille puncti-forme, le cristallin apparaît d'un blanc crayeux.

A G. la vision est presque abolie, la perception lumineuse est conservée et la pupille réagit à la lumière.

La malade nous déclare qu'elle ne peut plus se conduire depuis le mois de janvier 1899.

A l'ophtalmoscope : Le vitré est trouble et contient d'énor-mes corps flottants. Fond d'œil très pâle, mat, pigmentation ardoisée péripapillaire. Les bords papillaires sont flous, mal délimités. Papille grisâtre. Vaisseaux diminués de calibre.

Les artères sont filiformes et interrompues par endroits dans le voisinage de la papille.

Malade probablement tabétique.

OBS. X. — M. B..., 34 ans. *Tabes.*

Syphilis contractée à l'âge de 26 ans, soignée assiduement pendant trois mois. Depuis cette époque, KI de temps en temps.

Il y a un an. Lassitudes dans les pieds, puis engourdisse-ments.

Le genou fléchissait en marchant, depuis, douleurs fulguran-tes, etc..., est envoyé à Brévannes le 11 novembre 1900.

Jamais aucun accident oculaire.

O. D. : V. = 1.

O. G. : V = 1.

Réaction pupillaire à la lumière : bonne.

—   à l'accommodation : bonne.

Couleurs : C = 1.

Ch. visuel, normal.

A l'ophtalmoscope : Coloration ardoisée péripapillaire.

OBS. XI. — Mlle C..., 45 ans. Hémiplégie gauche.

Vient à la consultation pour des lunettes. L'examen de la vision révèle la syphilis qui est d'abord niée.

La malade raconte enfin qu'elle aurait eu des « rougeurs » sur le corps vers l'âge de 29 ans. Elle n'osa pas voir le médecin et, sur les conseils d'une amie, se soigna par des bains de sublimé, pendant quelque temps.

A 27 ans, elle avait eu une grossesse terminée à 8 mois par l'accouchement d'un enfant très faible, qui vécut 15 jours. A ce moment-là, pas d'infection syphilitique, la grossesse aurait été mauvaise par suite de très grands chagrins.

En juillet 1899. Hémiplégie gauche.

O. D. : V = 1.

O. G. : Avec + 1 V = 1/2.

Réaction pupillaire à la lumière : bonne.

— à l'accommodation : bonne.

Couleurs : O. D. : C = 1.

— O. G. : C = 1/2 pour R et B. : = 1/4 pour J. : = 1/6 pour V.

Ch. visuel pris le 4 novembre 1900.

Ch. visuel pris le 25 mai 1901.

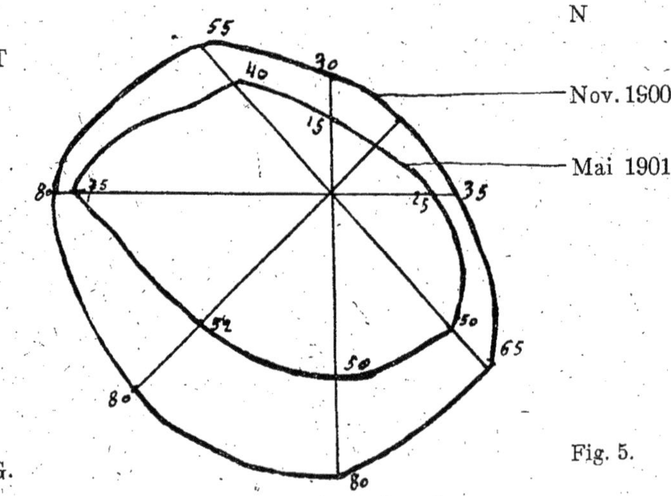

A l'ophtalmoscope :

A D. : Secteurs pigmentaires à la périphérie de la papille. Fond d'œil grisâtre surtout dans la région équatoriale, cercle blanc péripapillaire.

A G. : Mêmes caractères. De plus, atrophie partielle de la papille : les vaisseaux de la moitié inférieure de la papille sont grêles, filiformes, tandis que dans la moitié supérieure, leur calibre paraît normal. La moitié inférieure de la papille a une coloration grisâtre, tandis que la moitié supérieure est rosée. Rétinite circinée tout à fait typique.

Obs. XII. — M. C..., 49 ans. *Tabes.*

Syphilis contractée à l'âge de 23 ans. Soignée pendant trois mois.

Plus de traitement depuis cette époque.

La femme du malade a fait 3 avortements.

Troubles de la miction (incontinence) à l'âge de 43 ans.

Champ visuel.

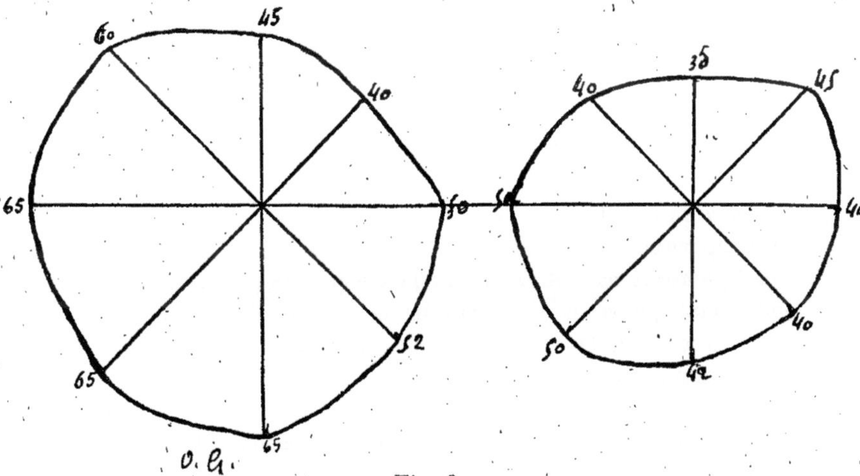

Fig. 6.

Ces troubles ont persisté pendant 15 mois.

Douleurs fulgurantes depuis l'âge de 45 ans.

O. D. : V = 2/3.

O. G. : V = presque 1 avec + 1,50.

Réaction pupillaire à la lumière : bonne. Myosis intense.

—   à l'accommodation : bonne.   —

Couleurs : C = 1 pour le rouge. Les autres couleurs ne sont pas reconnues. Le rouge même n'est pas toujours bien reconnu.

A l'ophtalmoscope : Fond d'œil gris noir intense, papille grisâtre à D.

OBS. XIII. — M. C..., 33 ans. Paraplégie spécifique.

Syphilis contractée à l'âge de 23 ans. Soignée pendant un an par frictions, sirop de Gibert et iodure.

A l'âge de 30 ans, paraplégie survenue brusquement la nuit et dont le malade ne s'est aperçu que le matin à son réveil.

Un traitement énergique est resté sans résultat.

En 1899. Paralysie du moteur oculaire commun qui disparait au bout de 6 semaines. Traitement à l'iodure.

Parfois photopsies. Etincelles colorées qui semblent passer devant les yeux.

O. D. : V = 2/3 — s'améliore un peu.

O. G. : V = 1.

Réaction pupillaire à la lumière : bonne.

—   à l'accommodation : bonne.

Couleurs : C = 1.

Champ visuel. Normal.

A l'ophtalmoscope : A D., à G. : Teinte grisâtre ardoisée du fond de l'œil qui parait flou. Cette teinte grisâtre est particulièrement marquée dans la partie inférieure de l'œil. Contours papillaires un peu irréguliers.

OBS. XIV. — M. B..., 60 ans. Emphysème. Céphalalgies.

Syphilis à l'âge de 24 ans. Soignée pendant deux mois, depuis aucun traitement.

Deux enfants mort-nés.

La vision baisse depuis 18 mois surtout du côté G.

Sensations de mouches volantes.

O. D. : V = 1/3.

O. G. : V = 2/3.

Réaction pupillaire à la lumière : bonne.

— à l'accommodation : bonne.

Champ visuel normal.

Couleurs : *A D.* : C = 1/8 pour le R. = 1/10 pour le V. Le bleu et le jaune ne sont pas perçus.

A G. : C = 1/6 pour R et B, = 1/10 pour le V. Le jaune n'est pas perçu.

A l'ophtalmoscope :

O. D. : Cercle blanc péripapillaire.

O. G. : papille un peu gris clair. Vaisseaux interrompus ou presque invisibles sur le bord papillaire et tout près de la circonférence papillaire.

Pigmentation grenue légère, surtout péripapillaire.

Marbrures périphériques.

A G. : points noirs sur le contour papillaire.

Obs. XV. — M. B..., 61 ans. artério-sclérose. Maux perforants depuis 10 à 12 ans.

Syphilis contractée à l'âge de 20 ans. Non soignée. Deux enfants à terme, actuellement vivants et bien portants.

Entré à Brévannes au mois d'août 1900.

Peu de temps après son entrée, on prescrit 1 gramme d'iodure à prendre pendant 3 semaines tous les mois.

O. D. : av. + 2 V = 1/4, 1er examen le 26 décembre 1900.

O. G. : av. + 2 V = 1/3.

O. D. : av. + 2 V = 1/3, au second examen, le 6 mai 1901.

O. G. : av. + 2 V = 1/2.

La vision de près surtout est très améliorée.

Réaction pupillaire à la lumière : bonne,

— à l'accommodation : bonne.

Champ visuel. Normal

Couleurs : *A D.* : C = 1/2 pour le R, 1/4 pour le J.; V et bleu sont confondus.

A G. : C = 1 pour R et J, bleu et vert = 2/3.

(Au 2me examen).

A l'ophtalmoscope :

A D. : Altérations vasculaires dans la région papillaire, quelques vaisseaux paraissent interrompus ou sont à peine visibles.

Pigmentation ardoisée péripapillaire. Papille peut-être un peu plus grise qu'à G.

Pigmentation grenue légère dans la région équatoriale. Marbrures périphériques.

A G. : Marbrures légères dans tout le fond de l'œil, mais surtout à la périphérie.

Dans cette observation, une amélioration notable s'est produite sous l'influence du traitement ioduré, avec de faibles doses longtemps continuées.

Obs. XVI. — M. C..., 42 ans. Employé des postes en congé pour le mauvais état de sa vision.

Syphilis contractée à l'âge de 22 ans (1880) mal soignée.

En 1896, douleurs violentes dans toute la tête mais surtout aux tempes, ces douleurs ont disparu sans traitement au bout d'un mois.

À la même époque, surdité de l'oreille D. qui disparaît au bout de 15 jours.

Depuis, par périodes, céphalalgies moins violentes, marquées surtout la nuit.

Myopie qui a exigé des lunettes depuis 1877.

Cataracte de l'O. G.

O. D., av. — 3 D ; V. = 1/6.

Réaction pupillaire à la lumière, bonne.

— l'accommodation, bonne.

Champ visuel, normal.

A l'ophtalmoscope :

Cataracte de l'O. G.

O. D. : Corps flottants du vitré.

Sur le côté externe de la papille, petit staphylome. Les contours papillaires sont flous, mal délimités. Coloration ardoisée sur fond dépigmenté.

La papille est un peu grisâtre.

Le 12 février 1900, nous prescrivons :

Sp. de Gibert 150
Iodure de potassium   10
Eau distillée   10

Une cuillerée à soupe par jour.

Le 1er mars, le fond de l'œil est d'un rouge plus vif.

La teinte est plus nette. La vision de près a monté à 1/4 au lieu de 1/6.

Prescription :

Sp. de Gibert 150
Iodure de potassium 20
Eau distillée 20

Jusqu'à la fin du mois de mars, état stationnaire. A cette époque le malade cesse de venir.

Obs. XVII. — Mlle D..., 49 ans. *Tabes.*

Syphilis à 18 ans. Aurait eu des douleurs dans les jambes depuis cette époque. La marche est devenue très difficile depuis 4 ans, impossible depuis deux ans.

A l'âge de 26 ans, brouillards devant les yeux, qui disparaissent au bout d'un an par un traitement dont la malade ne se souvient plus.

Inégalité pupillaire, pupille G, plus grande et ovale.

La vision de l'O. D. était un peu moins bonne depuis longtemps.

O. D. : V. = 1.

O. G. : V. = 1. Vue meilleure à G. où les lettres sont vues beaucoup plus distinctement.

Réaction pupillaire, à la lumière : bonne *à D.*

— à l'accommodation : bonne *à D.*

A. G. : faible réaction inverse à la lumière.

Champ visuel : rétréci concentriquement des deux côtés mais un peu plus à G.

Couleurs : C = 1.

A l'ophtalmoscope :

La papille G. est plus pâle que la papille D., elle paraît presque blanche, cercle blanc choroïdien péripapillaire.

A. D. : papille gris sale surtout sur sa moitié temporale.

A. D. et à G., pigmentation ardoisée péripapillaire, marbrures choroïdiennes très marquées dans tout le fond de l'œil.

Obs. XVIII. — M. D., 58 ans. *Tabes.*

Syphilis à l'âge de 18 ans. Mal soignée. A l'âge de 33 ans : un enfant mort à 6 mois, avec manifestations spécifiques anales et palmaires.

Début du tabes à 25 ans par douleurs dans les jambes.

A l'âge de 47 ans, la vue de l'œil D. baisse rapidement et le malade souffrait beaucoup de douleurs péri-orbitaires.

Les frictions d'onguent nopolitain, faites pendant deux mois, amènent une amélioration passagère, puis la vision continue à diminuer de ce côté jusqu'à s'éteindre tout à fait il y a 4 ans. A cette époque l'O. G. se prend à son tour et le malade, à son entrée à Brévannes, y voyait seulement pour se conduire.

La pupille droite, plus grande que du côté G., ne réagit plus à la lumière, la pupille G. réagit encore, mais faiblement.

Le 18 janvier 1894, dans la nuit, le malade s'éveille et constate qu'il n'y voit plus du tout. Douleurs dans la tête et envies continuelles de dormir.

Le même accident s'était produit à l'hôpital Saint Antoine en 1897. La vue était revenue au bout de quelques jours.

Un traitement mercuriel est ordonné et la vue revient peu à peu, puis elle baisse progressivement.

Depuis le mois de janvier 1901, la perception lumineuse seule est conservée.

O. G. : A l'entrée : avec + 5 D. Vision de près = 1/6.

Compte les doigts à 3 mètres.

A l'ophtalmoscope : A D. : atrophie blanche du nerf optique. (La papille est blanc nacré. Corps flottants du vitré.)

A G. : Atrophie du nerf optique. (La papille est blanc bleuâtre.)

Le traitement au nitrite de soude n'a rien donné chez ce malade.

Obs. XIX. — M. D.., 38 ans. Rétrécissement mitral.

Syphilis contractée à l'âge de 25 ans. Soignée pendant 3 mois à Ricord.

En 1884, porto de la mémoire, qui disparaissait au bout de 4 semaines par traitement au sirop de Gibert.

Peu de temps après, ces accidents reviennent et guérissent de nouveau par le sirop de Gibert.

(La maladie du cœur s'est déclarée après une attaque de rhumatisme aigu en 1882.)

Depuis l'amnésie survenue en 1889, la vision du côté G. est moins bonne. Le malade affirme que, par périodes, son champ visuel était supprimé dans le regard en bas.

Par périodes aussi, brouillards devant les yeux.

O. D. : V = 1.

O. G. : avec — 1 V = 1.

Réaction pupillaire à la lumière : bonne.

    —   à l'accommodation : bonne.

Couleurs : C = 1.

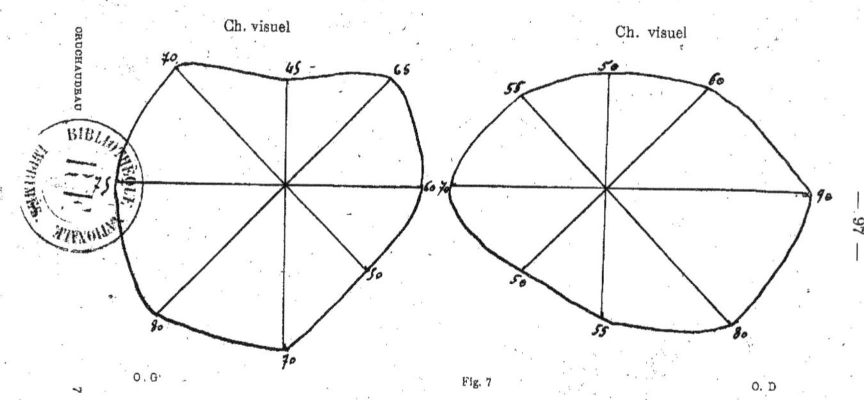

Ch. visuel
Ch. visuel
70
45
65
50
60
55
60
70
50
70
90
80
50
55
80
O. G
Fig. 7
O. D

A l'ophtalmoscope :

O. D. : Contours papillaires un peu irréguliers, déchiquetés.
Pigmentation ardoisée très marquée autour de la papille.

Marbrures choroïdiennes très accentuées dans la partie équatoriale et à la périphérie surtout dans le segment inférieur.

A G : Mêmes caractères. La pigmentation ardoisée péripapillaire est moins accentuée.

Obs. XX. — M. D., 51 ans. *Tabes.*

Syphilis contractée à l'âge de 28 ans. Non soignée.

Marié à 30 ans.

A 36 ans, un enfant qui meurt à 4 mois.

A 37 ans, second enfant actuellement vivant, peu intelligent ; aurait malformations dentaires et déformations osseuses.

Les douleurs fulgurantes sont survenues il y a 15 ans. Jusqu'à cette époque aucune maladie.

O. D. : avec $+ 1 \, V = 1$

O. G. : avec $+ 1 \, V = 1$. (Vue moins bonne, moins nette qu'à D.)

Réaction pupillaire à la lumière : bonne.

    —   à l'accommodation : bonne.

Couleurs : *A D :* C $= 2/3$ pour vert, jaune et bleu. $= 1$ pour R.

A G. :   id.

Champ visuel : un peu plus étroit à G. qu'à D.

A l'ophtalmoscope : Pigmentation ardoisée péripapillaire.

Marbrures choroïdiennes légères dans tout le fond de l'œil.

Anneau blanc choroïdien péripapillaire.

A G : La couleur de la papille est moins vive qu'à D.

Obs. XXI. M. F, 48 ans, *Tabes.*

Syphilis contractée à l'âge de 30 ans. Soignée pendant 15 jours.

La vision du côté D. se serait supprimée brusquement.

Le malade ne sait pas depuis combien de temps il ne peut pas lire.

Il est très difficile à examiner parce que ses facultés sont très affaiblies et ses réponses un peu confuses et contradictoires.

O. D. : V = 1/6 (aucun verre n'améliore).

Réaction pupillaire à la lumière : à peu près nulle à G.

—   à l'accommodation : faible à D.

Paralysie du droit supérieur et parésie du droit interne de l'O. D. (L'œil peut à peine dépasser la ligne médiane.)

Paralysie incomplète de l'orbiculaire du même côté.

Ch. visuel

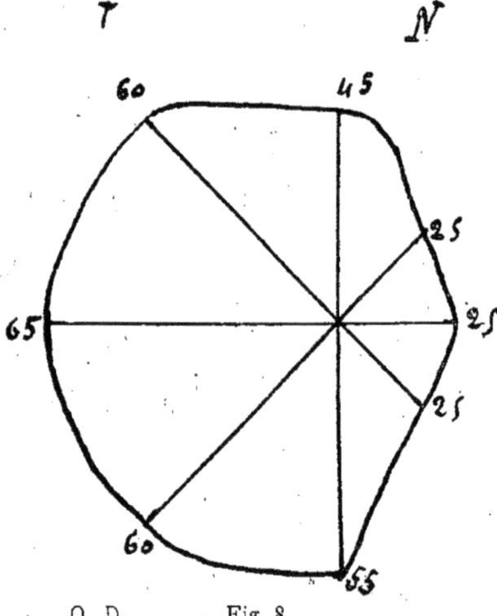

O. D.   .   Fig. 8

A l'ophtalmoscope. O. D. : La moitié temporale de la papille est atrophiée.

O. G. : Atrophie blanc bleuâtre de la papille.

Obs. XXII. — M. G., 60 ans.

Syphilis contractée à l'âge de 20 ans, mal soignée ; affaissement des os du nez un an après.

En avril 1900, subitement, douleurs généralisées à tout le corps.

Reste quatre mois au lit. Envoyé à Brévannes, très affaibli, le 20 novembre 1900.

O. D. : V = 1.

O. G. : V = 1.

Réaction pupillaire à la lumière : bonne.

—   à l'accommodation : bonne.

Couleurs : C = 1.

Ch. visuel, normal.

A l'ophtalmoscope :

O. D. : et O. G. : marbrures choroïdiennes diffuses, papilles à bords irréguliers, fond d'œil dépigmenté par places à G.

Obs. XXIII. — M. G., 50 ans. *Tabes.*

Syphilis à 28 ans, soignée pendant 6 mois.

Début du tabes à 35 ans, par douleurs fulgurantes dans les jambes, aurait eu diplopie passagère, il y a 10 ans, pour la première fois.

Cette diplopie reviendrait de temps en temps.

Se plaint de voir « trouble » par périodes.

O. D. : V = 1.

O. G. : V = 1.

Réaction pupillaire à la lumière : bonne.

—   et à l'accommodation : bonne.

Ch. visuel : normal.

Couleurs : C = 1.

A l'ophtalmoscope. Cercle blanc choroïdien péripapillaire, pigmentation gris noir intense de tout le fond de l'œil, vaisseaux semblent un peu plus petits à G, et la papille un peu plus pâle.

Obs. XXIV. — Mme H., 58 ans.

Vient à la consultation des yeux pour avoir des lunettes.

Syphilis diagnostiquée par les stigmates. La malade, interrogée dans ce sens, donne les renseignements suivants :

Mariée à 24 ans.

1re grossesse en 1876, enfant à terme et bien portant.

2me grossesse en 1880, accouchement à 8 mois d'un enfant qui meurt à 31 semaines.

Sur la fin de la grossesse, chancre vulvaire, adénopathie inguinale, *etc.* Syphilis soignée.

En 1892 : 3me grossesse, accouchement à 7 mois d'un enfant né avec une « éruption de bulles » (sic) et qui meurt à 3 semaines.

Après ce 3me accouchement, gommes aux jambes et à l'épaule droite, soignées à Saint-Louis.

En 1879 : deux fractures de jambe et une fracture du bras G.

Entre en chirurgie à Lariboisière et fait, au bout de trois mois, des accidents d'albuminurie pour lesquèls elle est transférée en médecine où son état s'améliore sous l'influence du traitement spécifique.

Envoyée à Brévannes en mars 1899, vient demander des lunettes au mois de juillet suivant.

Se plaint de ne pouvoir lire ni coudre, de voir trouble.

O. D. : av. $+ 1$ V $= 1/2$.

O. G. : av. $+ 0,75$ V $= 1$.

Réaction pupillaire : à la lumière, bonne à G., faible à D.

— à l'accommodation, bonne à G., faible à D.

Couleurs : C $= 1$ pour R. et J. Confusion du bleu et du vert.

Ch. visuel

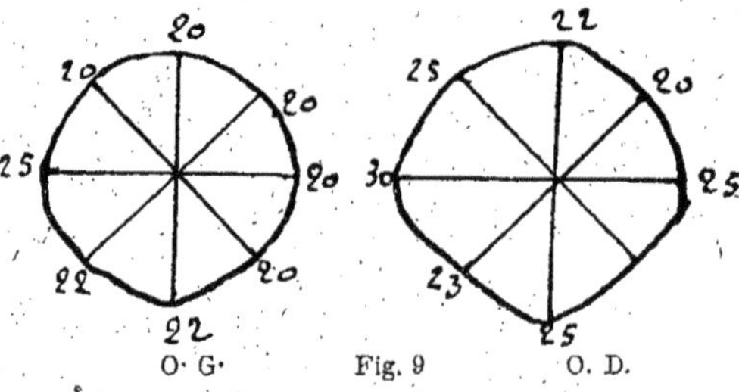

Fig. 9

A l'ophtalmoscope :

O. D. : Papille à bords flous. Pigmentation ardoisée péri-papillaire, secteurs pigmentaires sur le contour papillaire.

Pigmentation grenue équatoriale. Traînées blanches le long des vaisseaux. Marbrures choroïdiennes très marquées à la périphérie.

O. G. : Mêmes caractères et dépigmentation par placards.

(La malade a quitté l'hôpital avant qu'on ait pu la soumettre au traitement.)

Obs. XXII. — Mme H., 70 ans. Arthrite sèche du genou D., vient à la consultation pour avoir des lunettes. Syphilis diagnostiquée par l'examen du fond de l'œil et niée énergiquement par la malade qui finit par avouer après une demi-heure d'insistances.

Syphilis contractée à 32 ans, soignée pendant trois mois aux bains de sublimé. Depuis 18 mois :

Céphalalgie fronto-temporale D. marquée surtout le soir, à partir de ce moment, la vue commence à baisser.

Eblouissements, vertiges, photopsies, mouches noires.

O. D. : V = 1/10, aucun verre n'améliore la vision.

O. G. : V = 1/10.

Réaction pupillaire : à la lumière, bonne.

—   à l'accommodation, bonne.

Couleurs : aucune n'est perçue à 5 mètres.

Il y a une région centrale, de forme annulaire, dans laquelle la vision est presque nulle.

A l'ophtalmoscope :

O. D. : Papille grisâtre, vaisseaux grêles. Altérations dans la région de la macula (petite plaque d'un blanc teinté de rose).

Pigmentation ardoisée de tout le fond de l'œil.

A G. : Corps flottant du vitré. Papille grisâtre, flou. Pigmentation grenue de la région équatoriale. Coloration ardoisée péripapillaire. Altérations dans la région de la macula, un peu moins prononcées qu'à D,

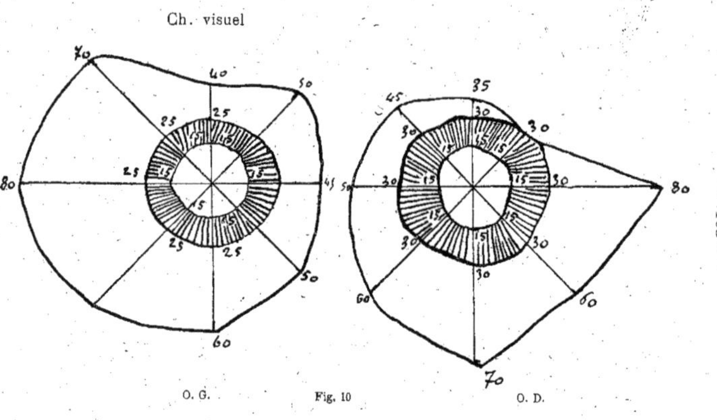

Ch. visuel
70
40
50
25
25
25
25
15
80
25
15
45
5
25
25
50
60
O. G.
35
45
30
30
30
15
15
30
15
30
80
15
30
15
30
5
30
60
60
70
O. D.

Fig. 10

Traitement au sirop de Gibert et à l'iodure de potassium (2 gr. par jour à ajouter au sirop).

La médication est suspendue au bout d'un mois, parce que la malade se plaignait de maux d'estomac. Pas d'amélioration.

Un mois après la cessation du traitement : O. D. : V = 1/4 ; O. G. : V = 1/8.

Le scotome annulaire a disparu.

Obs. XXVI. — M. K., 39 ans. Myélite spécifique.

Syphilis contractée à l'âge de 20 ans, soignée pendant deux mois.

Trois ans après, gomme au bras droit.

A 26 ans, vomissements, douleurs violentes dans toute la tête revenant par accès, pendant lesquels le malade se roulait par terre sous l'influence de la souffrance ; serait resté sans connaissance pendant 54 jours.

En revenant à lui, le malade aurait constaté qu'il était sourd et aveugle.

Soigné à l'iodure. Piqûres aux bras avec de la pilocarpine et aux tempes avec de la strychnine.

En août 1899. Sensation de poids dans les jambes, soigné par piqûres à l'huile iodurée, frictions mercurielles, électricité, etc..

Envoyé à Brévannes. 1er juin 1900. Son état ne s'est pas amélioré.

O. D. : compte les doigts à 0,30.

O. G. :   —   à 0,60.

Réact. pupillaire : à la lumière, presque nulle.

            —   à l'accommodation, presque nulle.

A l'ophtalmoscope : Fond d'œil très pigmenté.

Atrophie du nerf optique.

Obs. XXVII. — M. L., 45 ans. *Tabès.*

Syphilis contractée à l'âge de 22 ans. Soignée pendant quelques semaines.

Début du Tabès, il y a 3 ans.

Vient consulter en juillet 1900, parce que sa vue baisse depuis quelque temps.

Il s'agissait d'une atrophie blanche du nerf optique.

Nous donnons les résultats des examens que nous avons pratiqués successivement.

Juillet 1900 : av. — 1.50 V = 1/2 à *D*.

— av. — 1,50 V = 1/6 à *G*.

Ch. visuel normal, un peu rétréci à G.

Nov. 1900 : O. D. : V = 1/10 (aucun verre n'améliore).

— O. G. : V = 1/10.

Janvier 1901 : O. D. : av. — 1 V = 1/6.

— O. G. : compte les doigts à 2 mètres.

Mars 1901 : O. D. : V = 1/8.

— O. G. : compte les doigts à 0.20.

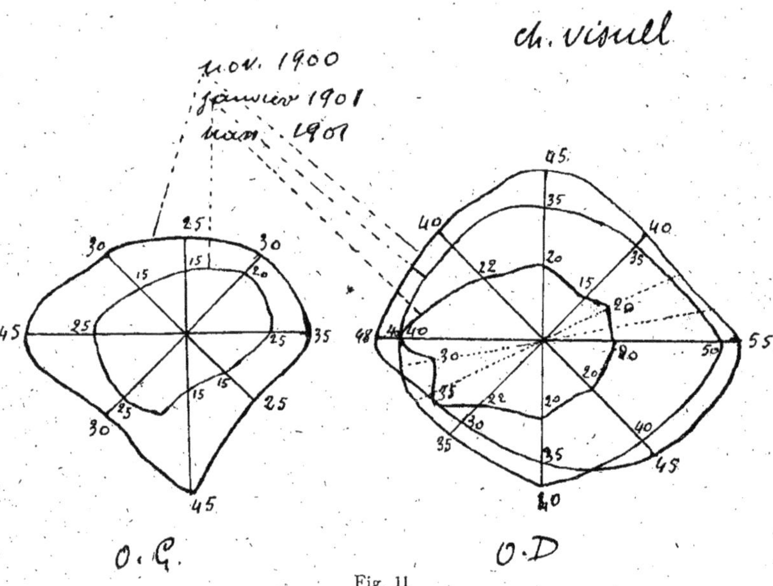

Fig. 11

En janvier 1901, le malade se plaint de xanthopsie qui disparaîtra au commencement de mars.

En mars, la pupille G. est ovale à grand axe transversal.

A l'opthalmoscope : coloration ardoisée péripapillaire, marbrures choroïdiennes très marquées, surtout à la périphérie. Atrophie du nerf optique.

Le traitement au nitrite de soude est resté sans résultats.

Obs. XXVIII. — Mlle L..., 40 ans. Hémiplégie G.

Syphilis ignorée, diagnostiquée par l'examen de l'œil.

La malade déclare qu'elle avait toujours eu une bonne vue jusqu'en avril 1900, époque à laquelle elle remarque une diminution de l'acuité visuelle, aussi bien pour voir de loin que pour voir de près.

Elle voit continuellement de petits points noirs devant les yeux (Hémiplégie G. survenue en septembre 1900, brusquement).

La syphilis est niée.

O. D. : Av. — I V = 1/6.

O. G. :　　　Id　　　La vision est moins bonne à G.

Réaction pupillaire à la lumière : bonne.

　　　　—　　　　à l'accommodation : bonne.

Couleurs : Aucune couleur n'est distinguée à 5 mètres.

Ch. visuel (Fig. 12).

A l'ophtalmoscope : Corps flottants du vitré, surtout . à D; chorio-rétinite spécifique, marquée surtout à D. ; fines stries de cataracte équatoriale.

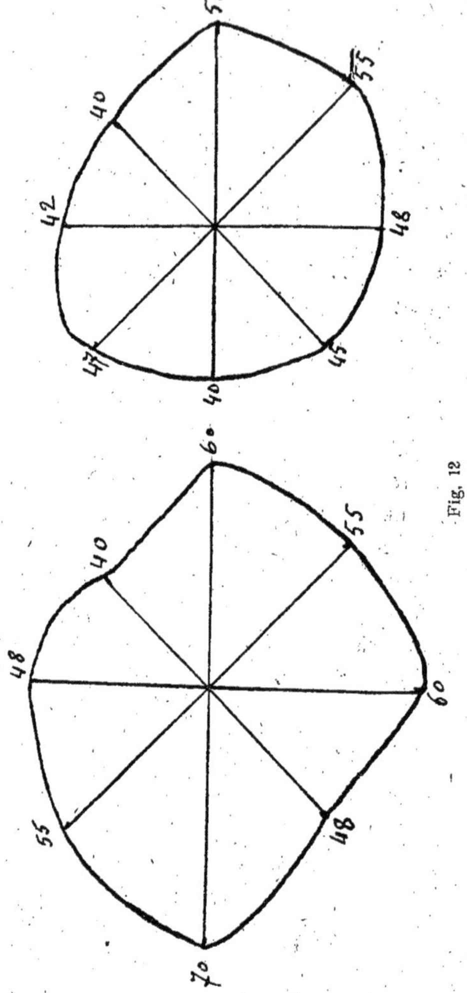

Obs. XXIX. — Mlle L..., 30 ans. Paraplégie spécifique. Syphilis contractée en 1889.

Paraplégie depuis 1892, ayant débuté brusquement ; aurait eu, il y a 8 ans, paralysie du moteur oculaire commun du côté G.

Guérison en un mois, par traitement spécifique et électricité.
L'O. G. voit un peu moins bien depuis 7 ans.

O. D. : V = 1.

O. G. : Av. + 1 V = 1.

Réaction pupillaire à la lumière : bonne.

— à l'accommodation : bonne.

Couleurs : C = 1.

Ch. visuel, normal.

A l'ophtalmoscope : Contours papillaires déchiquetés des deux côtés. Coloration ardoisée péripapillaire marquée surtout à G. Papille un peu pâle, marbrures dans la région périphérique.

Obs. XXX. — M. L..., 55 ans. Troubles nerveux, crises épileptiformes, etc... Insuffisance aortique.

Syphilis contractée à l'âge de 20 ans, mal soignée, malade difficile à examiner et répondant mal, déclare avoir été nerveux dès l'enfance. Son père serait mort fou.

S'est aperçu que la vision devenait moins bonne, il y a une quinzaine d'années. Depuis cette époque, photopsies, de temps en temps érythropsies.

O. D. : Av. + 1 V = 1/6.

O. G. : Av. + 0,50 V = 1/2.

Réaction pupillaire : à la lumière bonne.

— à l'accommodation, bonne.

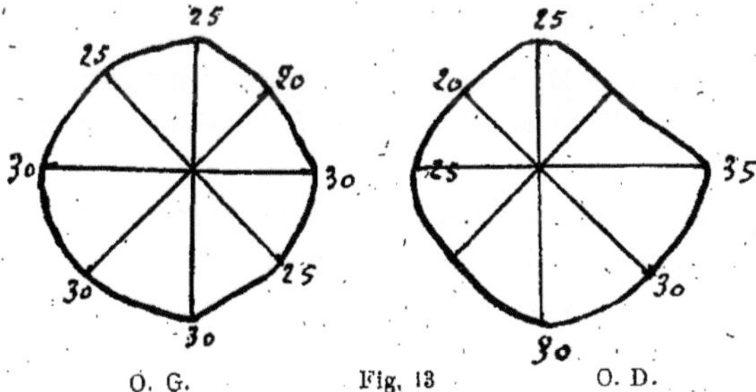

Les couleurs, nommées de temps en temps, au début de l'examen, son rapidement confondues, les unes avec les autres.

Ch. visuel.

A l'ophtalmoscope : *A D* : Congestion légère des vaisseaux veineux, papille grisâtre. Corpuscules osseux de rétinite dans la région supéro interne.

Fond d'œil généralement grisâtre.

A G. : Papille grisâtre, avec secteurs pigmentaires sur ses contours. Cercle blanc choroïdien péripapillaire, pigmentation gris noirâtre intense de tout le fond de l'œil.

Obs. XXXI. — M. L..., 49 ans. Tuberculose pulmonaire.

Syphilis à l'âge de 20 ans, soignée pendant un mois.

Tuberculose pulmonaire datant de février 1899. Suppuration tuberculeuse de la jambe droite datant du commencement de l'année 1900.

Malade sourd, impotent, difficile à examiner.

Dans le jeune âge. Inflammation de l'O. D. qui a laissé néphélion.

O. G. : compte les doigts à 0, 50.

O. D. : avec + 3 V = 1..

Réaction pupillaire : à la lumière, bonne.

— à l'accommodation, bonne.

V. des couleurs et ch. visuel, impossibles à prendre.

A l'ophtalmoscope, fond d'œil grisâtre des deux cotés, pigmentation ardoisée péripapillaire, contours papillaires déchiquetés par endroits.

Obs. XXXII. — M. L..., 57 ans. Rhumatisme chronique.

Syphilis en 1872 soignée pendant 6 semaines à deux mois, marié en 1874.

Sa femme devient enceinte aussitôt ; la grossesse se termine par un avortement de deux ou trois mois.

G. D. : Av. + 1 V = 1.

O. G. : + 1 V = 2/3.

Réaction pupillaire : à la lumière, faible.

— à l'accommodation, bonne.

Ch. visuel normal.

Couleurs : C = 1.

A l'ophtalmoscope.

Pigmentation ardoisée péripapillaire surtout à D., marbrures de la région périphérique.

Petit amas de pigment gris dans le voisinage de la papille en haut et en dedans.

OBS. XXXIII. — Mme L..., 48 ans. Hémiplégie G.

Hémiplégie G. au mois d'avril 1892, survenue brusquement.

La malade affirme de très bonne foi qu'elle n'a jamais eu la syphilis. N'a jamais été enceinte.

Est examinée pour savoir si le fond de l'œil ne révélerait pas la syphilis.

O. D. : V. = 1.

O. G. : avec + 1,50 V = 1.

Réaction pupillaire : à la lumière, faible

à l'accommodation, faible.

La pupille se contracte, puis se relâche immédiatement surtout à D. où elle est aussi plus petite.

Champ visuel : Normal.

Couleurs : C. = 1 pour R., J. et V. A G. = 2/3 pour le bleu.

— C. = 1 pour R., J. et B. *A D.* ; le jaune est vu blanc.

A l'ophtalmoscope :

A D. : Contours papillaires pigmentés en brun sur le bord interne, où l'on voit un ou deux vaisseaux artériels dont les contours sont un peu flou et qui se montrent interrompus près du bord papillaire.

Faible coloration ardoisée péripapillaire accusée surtout en dedans.

Marbrures légères dans la région équatoriale et surtout dans la région périphérique.

Dans la partie périphérique, surtout en bas, îlots de rétinite circinée.

Fines stries de cataracte équatoriale.

A G. : Contours papillaires déchiquetés et moins nets qu'à D.

Altérations vasculaires comme à D.

Papille un peu plus grise et plus terne qu'à D.

Les marbrures sont plus marquées que du côté D., surtout dans la région inférieure où l'on voit aussi, par endroits, une pigmentation noire sur fond dépigmenté.

Obs. XXXIV. — M. M., 75 ans.

Syphilis contractée à l'âge de 35 ans, soignée pendant 6 semaines. Aucun traitement depuis cette époque.

Deux enfants, actuellement vivants et bien portants.

Myopie datant de l'enfance.

Le malade vient à la consultation parce que son binocle est cassé et il en voudrait un autre plus fort parce que sa vue a baissé depuis quelques années.

O. D. : av. — 6 V = 1/4.

O. G. : av. — 12 V = 1/4.

Depuis les caractères les plus fins sont lus facilement.

Réaction papillaire : bonne à D.

—   —   à G., ophtalmoplégie interne.

Champ visuel : normal.

A l'ophtalmoscope :

A D. : corps flottants du vitré ; staphylome postérieur énorme ; papille d'un blanc légèrement teinté de gris.

Dépigmentation générale du fond de l'œil.

A G. : Petites stries de cataracte équatoriale.

Corps flottants nombreux et plus volumineux qu'à D.

Staphylome postérieur énorme.

Papille comme à D.

Fond d'œil généralement dépigmenté.

Le malade ignorait son inégalité pupillaire et son anisométropie.

Obs. XXXV. — M. M., 64 ans. Hémiplégie droite.

Syphilis contractée à l'âge de 60 ans, soignée pendant deux ans.

Hémiplégie droite à 62 ans.

O. D. : av. + 1,50 V = 1.

O. G. : V = 1 + 0,50 ; améliore un peu.

Réaction papillaire, à la lumière : énergique (myosis).

— — à l'accommodation : bonne.

Champ visuel : normal.

Obs. XXXVI : M. P., 63 ans. Emphysème. Syphilis cérébrale.

Syphilis contracté à 27 ans, soignée pendant 1 mois 1/2.

S'est plaint, à une époque, de souffrir beaucoup de l'œil D. et de la tête du même côté (région temporale).

Aurait eu crises nerveuses convulsives tous les quinze jours pendant dix ans environ. Ces crises ont disparu depuis 5 à 6 ans.

Vient à la consultation pour des picotements dans les yeux.

Dit avoir une bonne vue, quoique la vision ait baissé depuis une dizaine d'années.

O. D. : av. + 1.50 V = 1.

O. G. : av. — 7 D. V = 1/2

Vue de près : O. D. av. + 6 D. V = 1/2

O. G. : Lit les caractères les plus fins sans lunettes. Aucun verre n'améliore.

Réaction pupillaire : à la lumière, inverse à G, bonne à D.

A l'accommodation, presque nulle à *G*. bonne à *D*.

Champ visuel : normal.

Couleurs : le malade distingue d'abord quelques couleurs, puis, rapidement, les confond toutes.

A l'ophtalmoscope : à *D*. : coloration grisâtre de la pupille, teinte plombée, ardoisée, de tout le fond de l'œil mais marquée surtout dans la région péripapillaire.

Marbrures très marquées de la région périphérique.

A. G. : Papille blanchâtre. Staphylome postérieur, piqueté, noir assez intense, à gros grains, avec fond un peu ardoisé surtout dans la région péripapillaire et aussi dans la région équatoriale.

Marbrures périphériques, vaisseaux un peu plus grêles qu'à D. strie blanche dans la région maculaire.

Obs. XXXVII. — M. P..., 54 ans. Tabes.

Chancre induré de la lèvre, à 27 ans, soigné pendant un mois 1/2.

Hémiplégie G. à 29 ans. Traitement spécifique qui amène la guérison au bout de deux mois; cependant, les jambes sont toujours restées faibles depuis.

A 50 ans, premières atteintes du Tabes.

Ophtalmoplégie interne de l'O. D.

O. D. : V = 2/3 + 0, 50 amélioré un peu.

O. G. : V = 1.   id.

Réaction pupillaire : à la lumière, bonne à *G.*

—   à l'accommodation, bonne à *G.*

Couleurs : C = 1.

Champ visuel : normal.

A l'ophtalmoscope : à *D.* et à *G.* Papille à contours irréguliers, faible coloration ardoisée péripapillaire, quelques grains de pigment noir dans la région équatoriale. Secteurs pigmentaires sur le bord papillaire.

Obs. XXXVIII. — M. P..., 60 ans, *Tabes.*

Syphilis à 30 ans, soignée pendant deux ou trois mois.

Rétrécissement de l'œsophage pour lequel on a pratiqué une gastrostomie il y a 9 ans.

Tabes au début.

O. D. V = 1.

O. G. avec + 1,50 V = 1.

Signe d'Argyll Robertson.

Champ visuel, normal.

Couleurs : C. = 1 pour R., B. et J. = 1/2 pour vert à D.
— C. = 1 a G.

A l'ophtalmoscope : A D. et à G. Papille à contours déchiquetés. Fond d'œil gris noir.

Ces caractères sont plus accusés à D.

Obs. XXXIX. — M. P..., 54 ans. Bronchite chronique, emphysème.

Nie la syphilis ; étant enfant, aurait eu une maladie d'yeux qui aurait nécessité un pansement occlusif pendant six mois. Dents mal plantées. Taille petite, aspect dégénéré. Déformation du tibia G.

Sa femme à eu quatre grossesses.

1re grossesse : Un enfant à terme mort au bout de 15 jours.

2e grossesse : Avortement de 6 mois.

3e grossesse : Enfant à terme, mort à 2 mois

4e grossesse : Enfant à terme, mort à six mois.

Il y a 4 à 5 ans. petit « point blanc » sur la cornée ; ce point blanc disparaît sans traitement, puis il en vient d'autres, et, à la troisième récidive, perforation de la cornée ; consécutivement staphylome opaque.

O. G. V = 1. V. de loin.

O. G. V. de près, avec + 2 V = 1/3.

Réaction pupillaire à la lumière, bonne.

Ch. Visuel, normal.

Couleurs : C = 1.

A l'ophtalmoscope : Scléro-chroroïdite postérieure énorme, concentrique à la papille, piquetée de points noirs (Rétinite). Contours papillaires irréguliers. Marbrures choroïdiennes extrêmement marquées.

Obs. XL. — M. R., 64 ans.

Syphilis contractée en 1858, soignée pendant 3 mois à l'hôpital ; éthylique.

Jamais d'enfants.

Au commencement de décembre 1900, constate au réveil chute de la paupière G.

Avait douleurs dans l'arcade sourcilière G. depuis 3 à 4 jours ces douleurs étaient continuelles.

Vient à la consultation.

Paralysie du moteur oculaire commun.

Traitement spécifique qui amène amélioration notable des accidents au bout de 6 semaines. Le malade cesse de revenir.

O. D. : avec $+ 0,50$. $V = 1$.

Réaction pupillaire : bonne à D.

Champ visuel : normal à D.

Couleurs : $C = 1$.

A *l'ophtalmoscope* : à D. : Marbrures chroroïdiennes dans la région périphérique.

Obs. XLI. — M. R., 56 ans. *Tabes.*

Chancre à 18 ans. Jamais soigné.

Deux enfants bien portants.

Un troisième n'est pas venu à terme (avortement à 6 mois 1/2

Maux perforants plantaires.

O. D. : $V = 1$.

O. G. : $V = 1$.

Réaction pupillaire à la lumière, faible.

      — à l'accommodation, bonne.

Ch. visuel : normal.

Couleurs : $C = 1$, sauf pour bleu et vert qui sont confondus.

A *l'ophtolmoscope* : Fond d'œil, blanc, mat, grisâtre.

Papille gris sale.

Obs. XLII. — Mlle R., 43 ans. Hémiplégie droite.

La syphilis est niée de bonne foi.

Hémiplégie droite survenue en juillet 1898, brusquement.

La malade vient à la consultation pour avoir des lunettes. La vision du côté D. a baissé depuis l'attaque d'hémiplégie, et elle était certainement bonne auparavant.

O. D. : av. — 8 V = 1/4.

O. G. : V = 1 + 0,50 améliore un peu.

V. de près O. D., lit les caractères les plus fins sans verre.

O. G., av. + 3 V = 1.

Réaction pupillaire à la lumière : bonne.

— à l'accommodation : bonne :

A gauche la pupille exécute quelques oscillations.

Champ visuel, un peu rétréci concentriquement à *D.*

Couleurs : C = 1 à G.

C = 1/6 à D.

A l'ophtalmoscope : A D. : staphylome postérieur développé sur le côté externe de la papille. Autour de ce staphylome piqueté noir serré, à assez gros grains, sur fond ardoisé péripapillaire

Marbrures choroïdiennes intenses dans la région périphérique.

Contours papillaires irréguliers, déchiquetés. Papille blanc grisâtre.

O. G. : coloration grisâtre du fond de l'œil.

Obs XLIII. — M. S,.., 56 ans. Hémiplégie gauche.

Syphilis en 1874. Soignée à Saint-Louis pendant trois mois.

1re attaque d'hémiplégie en 1878, soignée avec KI et amélioréé.

2e attaque en 1882. Est toujours resté à l'hôpital depuis cette époque.

O. D. : av. + 3,50 V = 1.

O. G. : av. + 3,50 V = 2/3.

Réaction pupillaire à la lumière : bonne.

— à l'accommodation : bonne.

Pupille G. plus grande.

Champ visuel. Normal.

Couleurs : A D. : C = 1.

A G. : C = 1, sauf pour V. et bleu = 2/3.

A l'ophtalmoscope :

Contours papillaires flous, déchiquetés. Papille terne.

Fond d'œil mat, sans éclat.

Obs. XLIV. — M. S..., 46 ans. Tabès.

Syphilis à 27 ans, soignée pendant un mois.

Début du tabès à 35 ans.

Aurait eu diplopie passagère, il y a 3 ou 4 ans. A ce moment, points noirs devant les yeux.

Puis la vision se met à baisser d'abord du côté *D*.

La perception lumineuse est abolie de ce côté depuis janvier 1899.

La vision de l'O. G. a diminué ensuite peu à peu du côté G. Et, à l'heure actuelle, il n'y a plus que la perception lumineuse qui soit conservée de ce côté.

Inégalité pupillaire

Nystagmus même dans la direction parallèle du regard.

Réaction inverse de la pupille G. à la lumière.

A l'ophtalmoscope :

Atrophie blanc nacré de la papille.

Obs. XLV. — M. S..., 51 ans. Hémiplégie gauche.

Syphilis à l'âge de 25 ans, soignée pendant un mois 1/2.

Hémiplégie G. en 1882.

O. D. av. — 1 V = 1.

O. G. V = 1.

Réaction pupillaire à la lumière : faible.

      —   à l'accommodation : faible.

Couleurs : C = 1.

Champ visuel. Rétréci concentriquement des deux côtés.

A l'ophtalmoscope : papilles à bords irréguliers, coloration ardoisée péri-papillaire, fond d'œil gris et terne.

Obs. XLVI. — M. W..., 48 ans hémiplégie droite.

Syphilis contractée à l'âge de 21 ans, mal soignée, seulement avec un peu d'iodure.

1re attaque d'hémiplégie à 28 ans.

2e attaque à 32 ans.

3e quelques années plus tard.

4e attaque en 1897, qui persiste malgré le traitement.

Marié.

Sa femme a fait six grossesses.

Les deux premières, deux avortements.

Des quatre autres, deux enfants à terme, actuellement vivants et bien portants, et deux autres à terme, morts : l'un à cinq ans de méningite, l'autre à 4 mois.

Le malade ne sait plus la chronologie de ces 4 naissances, refusait d'abord de venir à la consultation sous prétexte que sa vision était excellente.

A D. : perception lumineuse.

A G. : V=1.

Réaction pupillaire : bonne à G.

Ch. visuel impossible à prendre, mais certainement rétréci.

Couleurs : C = 1 à G.

A *l'ophtalmoscope* : à *D.* : atrophie du nerf optique.

A G. : fond d'œil terne, gris. Dépôt pigmentaire sur les contours papillaires qui sont peu nets, déchiquetés par endroits. Coloration ardoisée péripapillaire.

CONCLUSIONS

La syphilis conceptionnelle se comporte, au point de vue oculaire, comme la syphilis ordinaire.

L'état grisâtre de la papille, constaté chez des vieillards dont l'acuité visuelle est mauvaise, se retrouve chez les spécifiques jeunes, à l'état de « stigmate », avec les mêmes conséquences, ce qui montre bien l'action sénilisante de la syphilis sur la papille comme sur le reste du fond de l'œil.

Cette action sénilisante explique probablement l'hypermétropie précoce que nous avons constatée fréquemment dans nos observations.

De même encore, avons-nous observé les mêmes particularités chez nos spécifiques et chez les vieillards pour la vision du vert et du bleu.

Le docteur Antonelli avait soupçonné la syphilis congénitale d'être une cause fréquente d'amblyopie et de myopie monoculaire ; nous avons constaté l'influence de la syphilis sur la myopie et nous rapportons deux observations de myopie monoculaire forte et d'autres observations de myopie forte et faible dans nos syphilis ordinaires et conceptionnelles.

Dans un de nos cas de syphilis ordinaire, nous avons constaté une atrophie partielle du n. optique.

Suivant la recommandation de Terson, d'Antonelli, etc., la thérapeutique des manifestations oculaires de la syphilis doit toujours être entreprise.

Le traitement de l'atrophie tabétique du n. optique par le nitrite de soude ne nous a donné aucun résultat dans les 3 cas que nous avons soignés (syphilis conceptionnelle et syphilis acquise).

Après Trantas et Antonelli, avec des documents nombreux et probants à l'appui, nous insistons sur ce point que l'examen des yeux devrait toujours être systématiquement pratiqué, toutes les fois que cela serait possible, surtout chez les syphilitiques ; on arriverait alors, nous en sommes convaincu, à modifier beaucoup les notions connues sur le pourcentage et la fréquence des manifestations oculaires de la syphilis.

TABLE DES MATIÈRES

IMPRIMERIE F. DEVERDUN, BUZANÇAIS (INDRE).